YO SÍ COMO

Patricia Pérez

YO SÍ COMO

Y ESTOY DELGADA

PARA ADELGAZAR HAY QUE COMER

AGUILAR

AGUILAR

Yo sí como
Título original: *Yo sí que como*
D.R. © Patricia Pérez Fernández, 2013

D.R. © de la edición española:
Santillana Ediciones Generales, S. L., 2013.

D.R. © de esta edición:
Santillana Ediciones Generales, S.A. de C.V., 2014.
Av. Río Mixcoac 274, Col. Acacias
03240, México, D.F.
www.librosaguilar.com/mx
f: /aguilar.mexico
t: @AguilarMexico

Diseño de cubierta: Compañía
Fotografías de cubierta: Marina Vilanova

Primera edición: junio de 2014.

ISBN: 978-607-11-3291-8

Impreso en México

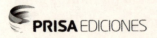

PRISA EDICIONES

Este libro se lo dedico a mis padres, Emilio y Lydia, porque ellos fueron los primeros en mostrarme el valor de los alimentos, mi padre llevándome al mercado y explicándome cómo distinguir un buen género y mi madre por enseñarme a cocinarlo.

A todos mis hermanos: a Milo (él me descubre lo importante que es la actitud ante la enfermedad, es un héroe para mí); a Ángel porque a pesar de que para él es «si no lo veo no lo creo» se fía de mis recomendaciones (y porque eres el mejor hermano que se puede tener); a mis hermanas Lydia, Luz, Raquel y Paula, ellas son mi mejor carta de presentación.

A todos mis cuñados y cuñadas, soy afortunada de tenerlos, a mis sobrinos y a toda mi familia amistosa, los quiero muchísimo a todos y también a mi familia virtual, gracias a todos los que me siguen en el blog y en las redes sociales.

También quiero agradecer a mis perros *Edu* y *Charo* por no dejarme sola por las noches quedándose conmigo mientras escribo en lugar de irse a sus «aposentos». Pero sobre todo se lo dedico a la enzima de mi vida, a mi marido Luis. Te quiero.

Índice

Índice

Introducción

La nutrición y yo. Complicada relación

¿Y qué hace una persona como yo escribiendo un libro de nutrición? Te voy a contar mi experiencia, cómo fue mi encuentro con la nutrición. Más que el encuentro, el choque frontal que por poco me mata y que me hizo darme cuenta del papel tan importante que iba a tener en mi vida.

Yo trabajo en el mundo de la televisión. Lo hago desde los 18 años cuando empecé en la televisión gallega como edecán del magazine *Coa Miña Xente*. De ahí pasé a presentar, también en la Televisión de Galicia (TVG), *Luar*, y ese mismo año me fui a Madrid para representar, junto a Pemón Bouzas, a la TVG en la gala, hecha por diferentes televisoras, del programa *Inocente, inocente*. Emilio Aragón y su equipo me vieron ahí y me llamaron para presentar *El gran juego de la oca*, en Antena 3. Desde ese momento no he parado: *Emisión imposible*, *Mamma mía*, *El supershow*, *Bromas aparte*, *Vuélveme loca*... Al tener mi profesión mucho que ver con la imagen, siempre me he «cuidado» a la hora de comer. Lo pongo entre comillas porque yo creí que me cuidaba. Cuando era adolescente, era delgadita y no me preocupaba lo que pesaba, hasta que llegué a Madrid. Empecé a obsesionarme con la báscula y cuanto más obsesionada estaba, más peso ganaba. Tengo que decir que yo nunca he comido mal, nunca me ha llamado la atención «la comida basura» (debe de ser porque soy gallega y estoy acostumbrada a los alimentos ricos de verdad que tenemos en mi tierra), pero sí comía más de la cuenta. No me preocupaba (y era a menudo) cuando tenía digestiones pesadas o sufría insomnio, estaba muy cansada, o incluso cuando las migrañas eran demasiado frecuentes. Para eso tenía un antiácido, valeriana y paracetamol que me quitaban rápidamente todos los síntomas. Sólo saltaba la alarma cuando la báscula pasaba de los sesenta y... enseguida ponía mi mente en modo «restricción total». ¿Esto qué significaba?, estar a régimen estricto. Dejaba de comer lo que se me antojaba y me pasaba a lo *light*. Tomaba las bebidas *light*, yogures *light*, queso *light*, hasta helado *light* y ensaladas, muchas ensaladas. ¿Y cenar? Como diría Amy Winehouse «no, no, no». Cenar estaba completamente prohibido cuando pesaba más de lo que quería. Las cenas siempre han sido las grandes sacrificadas cuando intentamos adelgazar. Aunque hay gente a la que le funciona, a lo largo de este libro te demostraré que es un gran error.

GALLETITAS ASESINAS

Todo cambió para mí un día mientras hacía el programa *Mamma Mía* y estando en modo «cuidarse». Tenía mi primer día libre en mucho tiempo (era un programa que estaba teniendo mucho éxito y no descansábamos nunca) porque había un partido de fútbol. Ese día, ya que tenía tiempo, decidí ir a hacer la compra a un herbolario que estaba cerca de mi casa. Compré de todo, pasta (que me encanta), pan de diferentes tipos y, como tenía antojo de dulce, unas galletas. Para más señas, unas «galletas con mermelada de durazno». Tenían una apariencia buenísima y muy sana porque eran integrales sin azúcar. Volví a casa paseando tranquilamente y al llegar me fui a la cocina a colocar las cosas. Yo vivía sola y me gustaba

tener todo en su sitio (manías que tiene una). Antes
de empezar a colocar nada, decidí tomarme una de
las «galletas». En cuanto tragué el primer trozo noté
fuego en la garganta. Fue una sensación extrañísima.
Nunca lo había notado. No era dolor ni molestia, era
fuego. De hecho, la sensación era tan extraña que me
metí los dedos en la garganta para ver si lo podía
tocar, pero nada. Cuando me saqué los dedos de la
boca, me rasqué el ojo izquierdo y, en ese mismo
momento volví a sentir la sensación de quemazón
pero esta vez en el ojo. Me fui al baño para ver si lo
tenía rojo y cuando llegué al espejo, aluciné. El ojo
se me había hinchado de tal manera que ya no podía
prácticamente ver. Me ardía todo. Me asusté tanto
que perdí el conocimiento. No sé cuánto tiempo pasó,
pero cuando recuperé la conciencia estaba tirada en
el suelo del baño y al verme el brazo, creí que no era
mío. La piel de mi brazo estaba tan hinchada que no
la reconocí. Estaba hinchada y dura, parecía la piel
de un cocodrilo. Me asusté mucho y conseguí poner-
me de pie. Tomé el bolso y salí de casa. Al llegar a la
puerta del ascensor empecé a notar una taquicardia
muy fuerte y volví a perder el conocimiento. Al cabo
de un rato, lo recuperé. Me encontraba cada vez peor.
    Entré en el ascensor y, sin querer, me vi refleja-
da en el espejo y no te puedo describir lo que descu-

brí. Estaba completamente deformada y me dolía todo el cuerpo. Un dolor muy raro. A duras penas llegué hasta el portal y volví a perder las fuerzas y el conocimiento. No sé cuánto tiempo pasó hasta que lo recuperé, pero me puse de pie y fui arrastrándome por la calle hasta una parada de taxis que había cerca de casa. Recuerdo que perdí los zapatos pero sólo quería encontrar a alguien que me ayudara. Al llegar a la parada no veía nada, cada vez notaba que el corazón me latía más rápido y que me faltaba el aire. Me tiré al suelo y oí cómo alguien se acercaba y decía: «Vaya pedo que lleva». Y vi desde el suelo cómo las piernas se alejaban. Ahí percibí el final. Ya no podía respirar, el corazón se me salía del pecho y no veía prácticamente nada. Volví a perder el conocimiento.

Mi héroe anónimo

Sigue presente en mi memoria una imagen que nunca se me olvidará, mis padres recogiendo mi casa, llorando. Y recuerdo una sensación de miedo horrible. Pánico. De repente oí una voz. Había alguien a mi lado. «¿Te encuentras bien?». Era Antonio Luján, un taxista que fue la única persona que se me acercó y me dijo: «¿Estás bien?». Le contesté : «Soy Patricia

Pérez, trabajo en Telemadrid. En mi bolso está la cartera, tome lo que quiera, pero no me deje sola». Ya no me acuerdo de más.

Mi siguiente recuerdo es estar en la camilla del hospital y oír voces que decían: «¿Qué le pasa? ¿Por dónde empezamos?». Escuché a alguien comentar que estaban intentando estabilizarme pero que tenía las pulsaciones muy altas. Una enfermera puso su cara muy cerca de la mía y mirándome fijamente a los ojos me preguntó qué había tomado. Recuerdo que le contesté «una galleta»... Al oírme se acercó uno de los médicos que ahí se encontraban y me explicó que le tenía que contar todo lo que había tomado si quería que me salvaran. Lo último que dije fue: «Sólo he tomado una galleta pero ábreme en canal porque hay algo dentro que me está comiendo», y perdí el conocimiento.

Me desperté en la UCI. Me desperté tranquila porque ya podía respirar, veía más o menos bien y, sobre todo, ya no notaba el fuego dentro de mi cuerpo. Se me acercó la doctora Romero y me explicó que estaba estabilizada. Me dijo que me había dado una anafilaxia «muy severa» (un shock): «Has sufrido un envenenamiento», y que estaban muy preocupados porque me había dado una pancreatitis (inflamación del páncreas) «y no nos gusta nada cómo se ve». Estuve ingresada unos días hasta que estuve completamente estabilizada y no tan desfigurada. De hecho, me dejaron mirarme en el espejo al cabo de unos días para que no me asustara. Antes de darme de alta vino el alergólogo y me dijo: «Patricia, has tenido una reacción alérgica muy fuerte, es decir, has sufrido realmente un envenenamiento. Tráenos lo que has comido para que lo analicemos y sepamos qué lo ha causado. No comas comida preparada, no comas grasas saturadas...». No comas, no comas... me dio una lista infinita de cosas que no podía comer y lo que más me asustó es que me dijo: «Y no comas nunca sola».

Al día siguiente llevé las galletas al hospital. Las pruebas determinaron que la galleta estaba en mal estado porque estaba mal cerrada. Ahí es donde me dijeron que era alérgica a las nueces, a los ácaros del polvo y de la comida. El alergólogo me remarcó en ese momento que todo lo que comiera tenía que ser lo más fresco posible y muy limpio. Nada de comidas preparadas, de comer fuera de casa en restaurantes, por si acaso... Y ahí, el alergólogo me receta algo que me cambió la vida: las enzimas. Él fue el primero que me habló de ellas. Me las tenía que tomar en una pastilla, en las comidas. Fue uno de los mejores descubrimientos de mi vida.

La policía de los alimentos

Yo, como te podrás imaginar, pasé una época muerta de miedo cada vez que llegaba la hora de comer. Me convertí en un «inspector de policía» de los alimentos. No volví a cenar fuera en una larga temporada y cada alimento que comía, lo «revisaba» y le pedía la documentación. Decidí empezar a leer todo lo que podía sobre la alimentación porque aparte de miedo, me entró curiosidad. ¿Cómo algo tan simple como una «galleta», que puedes comprar en cualquier sitio, podría haber acabado conmigo en cuestión de horas? Ahí empecé a ser consciente de lo que significaba «tragar» un alimento. Porque yo cuando comía o cuando me metía cualquier chicle o caramelo en la boca, lo pensaba mucho para tragar porque a partir del momento que el alimento entrara en mi boca perdía el control y no sabía si me iba a caer bien o me iba a producir otro ataque. Nosotros decidimos los alimentos que vamos a comer, pero una vez ingeridos o tragados, el cuerpo es el que toma todas las decisiones y ya no podemos hacer nada, por eso es tan importante elegir bien lo que se come. Así que decidí investigar. Comencé leyendo libros sobre alimentos, dietas... De ahí pasé a estudiar. Primero estudié naturopatía y me enganché tanto que desde entonces no he parado de investigar. Me pasé a la rama de la nutrición, que era realmente lo que me interesaba. Estudié mucho sobre los alimentos e indagué sobre las enzimas y el papel fundamental que tienen en nuestro organismo (son las reinas del cuerpo). También estudié dietoterapia energética, que me hizo profundizar en la relación de la alimentación con el estado de ánimo, y dietoterapia energética basada en los principios básicos de la medicina tradicional china para entender lo importante que es la actitud y la forma de comer para estar sano. También estudié nutrición ortomolecular para conocer la ayuda de los suplementos nutricionales para estar mejor. Incluso tomé cursos sobre cosmética natural para aprender cómo utilizar ingredientes naturales para hacer yo misma mis cremas, mi shampoo y, muy importante, mis anticelulíticos.

A medida que iba estudiando, se me iban cayendo ciertos mitos y costumbres que había seguido durante toda mi vida, como por ejemplo: que la papa o el aguacate engordan, o que por las noches no se pueden tomar carbohidratos, o que es bueno beber en las comidas para saciar el hambre, o que el mejor postre es la fruta, o que el jugo de naranja en ayunas es lo más recomendable... Y muchos hábitos más que yo, como mucha gente, poníamos en práctica de forma errónea.

Tomando un poco de aquí y otro poco de allá me creé unos hábitos de vida nuevos. Los resultados los empecé a notar muy pronto. A la semana me había deshinchado (es lo primero que se nota) y luego, sin buscarlo, porque lo que realmente buscaba era estar sana, me estilicé. Perdí cinco kilos sin querer y comiendo más que nunca y, además, me encontraba fenomenal. Era feliz. Por fin tenía una buena relación con la comida. Se habían acabado para mí las dietas castigo, los alimentos *light,* el sobreesfuerzo en el ejercicio, el pesar alimentos, el controlar calorías, el estar hinchada, el tener insomnio, cambios de humor... Me he dado cuenta de que estar bien es muy sencillo y, sobre todo, que está en nuestras manos.

Como me fue muy bien, mi marido se apuntó y le hice un plan, y le fue igual de bien. Luego se apuntaron mis hermanas. Al final todos mis amigos me preguntaban y los guiaba en lo que yo entendía que era lo mejor para ellos. Mis amigos Silvia y Cuco me animaron a que compartiera en un blog lo que sabía. Mi intención era tener conocimientos únicamente para mí, pero la verdad es que me lancé al blog y me encantó poder compartir la forma que yo tenía de ver la alimentación con todo el que quisiera leerlo. Me llegaron muchas peticiones a través del blog de lectores que me pedían consejo y yo contestaba los que podía (aprovecho para pedir perdón a quienes no he contestado porque el número me ha sobrepasado). Empecé a sentirme realmente gratificada cuando recibía *emails* de seguidores que se encontraban mucho mejor y habían perdido peso sin esfuerzo.

EMPEZAR POCO A POCO

Di el paso de recibir a gente que me quería consultar animada por el doctor Sopena, amigo mío. Les hago un *coaching* en alimentación y buenos hábitos. Y estoy muy orgullosa de todos ellos, que han puesto voluntad para encontrarse bien. Quiero dejar claro que yo no soy nutricionista, ni pretendo serlo. Nutricionistas son profesionales que estudian una licenciatura. Yo he estudiado otras materias, muchas comunes, otras diferentes y en algunos puntos coincidimos pero en otros no tenemos la misma opinión. Yo apuesto por un cambio en los hábitos de vida porque creo que ahí está la clave para encontrarnos bien y estar en nuestro peso, sin importar si estamos de vacaciones o nuestro trabajo tiene un horario leonino (mis horarios laborales son especialmente complicados). Los alimentos están para darnos alegrías y tienen que ser nuestros aliados, nunca nuestros enemigos. Algunos no nos caen bien, tenemos intolerancia, pero hay muchos donde elegir y que nos van a hacer estar a gusto con nosotros mismos. Yo lo he conseguido, la gente que me rodea lo ha conseguido y estoy segura de que si lees las siguientes páginas tú también podrás conseguirlo.

Por todo esto he decidido escribir un libro sobre nutrición.

Capítulo 1

Comer y adelgazar no son incompatibles

Hay que comer siempre. Con la comida alimentamos nuestras células, que son las que forman nuestro organismo. Comer es tan importante como respirar. Hay que comer para hacer deporte, hay que comer para trabajar, hay que comer para pensar, hay que comer para cualquier cosa, pero, sobre todo, hay que comer para adelgazar.

Yo siempre he estado preocupada por mi peso. Cuando me trasladé a Madrid a vivir con 20 años, empecé con mis problemas en la báscula. Venía de vivir en casa de mis padres, Emilio y Lydia, donde comía fenomenal en todos los aspectos. Mi madre siempre se ha preocupado mucho por la alimentación de su familia, y cocina muy bien, por cierto. Además vivía sin preocupaciones. Fue instalarme en Madrid por trabajo y hasta luego, la tranquilidad y mi figura desaparecieron. Descuidé mucho mi forma de comer y empecé a vivir estresada. Siempre había tenido buen cuerpo, de «jovencita» era una chica estilizada y cuando llegué a Madrid me empecé a hinchar, a engordar (sólo hay que ver alguna foto mía en *El Gran Juego de la Oca*) y eso que comía mucho menos que en casa de mis padres. Ahí empecé a hacer dieta para intentar adelgazar. A lo largo de estos años he probado todo tipo de dietas, la de las proteínas, la de los ayunos, la de la fruta, la de no cenar, la de los batidos, la de las barritas, la de todo a la plancha... Todas tenían un denominador común, se comía poco. Como persona que tiene experiencia con todas ellas puedo decir que la que mejor funciona es la dieta de comer, pero de comer bien.

Yo sí como

El título del libro y el de mi blog, *Yo sí como,* tiene una razón. No es porque sea un título llamativo para que se venda el libro, no es una ocurrencia de nadie para atraer a la gente, no es un juego de palabras, no es una imposición de la editorial, no. Es la frase que más he repetido en los últimos años. Yo sí como. Desde hace un par de años empecé a hacer la dieta de comer. Comer bien y sin complicaciones (ya lo explicaré más adelante). Con esta forma de comer adelgacé y, sobre todo, me estilicé. Me mejoró mucho la piel, me hizo más fuerte el pelo, las uñas no se me rompían con tanta facilidad, y, aunque nadie lo crea, ¡¡¡desapareció la celulitis!!! Bueno, pues ese cambio en mi cuerpo, todo el mundo lo notó, la apariencia externa siempre llama la atención y en mi caso el cambio era bastante evidente. Pues lo curioso de esta historia es que todo el mundo achacó mi nueva figura a que no comía nada. La conversación era la siguiente: «Qué delgada estás, Patricia», me decían. Yo agradecida daba las gracias y luego venía la frase de siempre, con el «típico tono»: «¿Cómo lo has hecho? No debes comer nada». Y mi respuesta siempre era la misma: «Yo sí como y bastante». Nadie creía eso hasta que venían a casa y me veían comer. Porque otra conversación muy repetida era cuando iba a comer fuera. La gente pedía lo que fuera y yo me pasaba un buen rato leyendo la carta y al final pedía los platos menos elaborados que veía, que normalmente eran ensaladas o verduras al horno o cosas parecidas. Entonces la conversación era: «Claro, así estás de delgada, no comes nada», y yo siempre respondía lo mismo: «Yo sí como, pero no como esto».

Una de mis amigas me preguntó qué podía hacer para adelgazar. Ella era como yo, lo había probado todo y adelgazaba, sí, pero tenía unos rebotes tremendos. La cosa no era fácil porque tenía que estar más delgada para una fecha concreta. Bueno, pues estuvimos hablando y le aconsejé un plan muy fácil, con un poquito de deporte, cambiar algunos hábitos poco a poco, y unas pautas para comer que incluían comer pasta y arroz integral, incluso pan en algunas comidas. Lo que más gracia me hizo es que me dijo: «Patricia, yo esto no lo puedo hacer». Creía que me lo decía porque no tenía tiempo de salir a andar treinta minutos, o porque tenía demasiado trabajo y le iba a costar un poco el cambio de horarios... No era nada de eso, lo que no podía hacer era comer tanto. No estaba acostumbrada a comer para adelgazar, con lo cual no veía la relación comer y adelgazar. Me decía: «Yo con esto me voy a poner como una vaca». Le pedí que confiara, que fuéramos poco a poco. El cuerpo necesita su tiempo para hacer las cosas, igual que no engordamos de repente tampoco adelgazamos de repente. Al final consiguió lo que se marcó. Al principio le costó trabajo porque no confiaba y la energía desempeña un papel fundamental, pero al ir encontrándose mejor, su cuerpo no sólo se fue deshinchando y se estilizó sino que perdió peso sin presionarse. Sólo había hecho una cosa, comer bien.

LA RARA

Yo comía y como bien. Como mucho pero procuro no comer alimentos procesados que es lo que normalmente te encuentras por ahí. Yo como alimentos naturales, alimentos que se encuentran en la naturaleza, los que siempre ha comido el ser humano, desde las cavernas a nosotros. No como otra cosa. Esta forma de comer, que para cualquiera tendría que ser la normal, es la rara. Yo desde que como así he pasado a ser la «rara» de las comidas. Seguro que algunos de los que están leyendo esto pensarán que soy una «rara» comiendo. Pues lo único que como son productos naturales que tengan nutrientes naturales y frescos: enzimas, vitaminas, proteínas, hidratos, minerales, grasas, agua y fibra... Como lo que necesita mi cuerpo, por eso soy rara. Para que lo entiendas bien, un «raro» de los coches es alguien que se compra un coche y le echa la gasolina que le corresponde y no diésel o gasolina reducida con agua, el que cambia el aceite cada cierto número de kilómetros, el que checa la presión de las ruedas antes de irse de viaje, el que pasa la revisión cada diez mil kilómetros, el que rellena el líquido del parabrisas cuando se agota, el que cambia los limpiadores cuando ya no limpian... Ése es el «raro» de los coches, como yo de la comida. En cambio, al día de hoy lo «normal» es comer cosas que no se han comido nunca o alimentos que no se sabe cuánto tiempo ha pasado desde que se recogieron o cocinaron porque normalmente nos dicen cuándo caducan pero pocas veces cuándo han sido envasados o recolectados. Por ejemplo, lo «normal» es comer una pizza congelada (que se hizo a saber cuándo y con qué ingredientes), o comerse unas papas fritas de bolsa que tienen grasas trans (las peores), o comerse un bollo que es de color rosa, o tomar azúcar de color blanco cuando realmente es marrón, o tomar piña en diciembre en un restaurante a más de cinco mil kilómetros de donde se recogen en esa época del año. Yo voy a seguir siendo rara porque me va muy bien y a todos los raros que conozco cada día les va mejor.

Comer adelgaza. Lo prometo

Me gustaría dejar claro en este libro que la comida puede ser nuestra mejor aliada o nuestro peor enemigo. Pero a la comida hay que verla como algo bueno y no como algo que nos puede perjudicar porque nos va a engordar. Hay un problema con la nutrición y es que generalmente sólo nos preocupamos de ella cuando queremos adelgazar. Yo me preocupé por la nutrición porque mi tendencia natural es engordar. Una persona que no engorda, que no tiene «chaparreras», o una que no se hincha no se preocupa por la nutrición porque no tiene que adelgazar.

Para adelgazar es imprescindible comer. Donde el cuerpo gasta más energía es en mantenerse a sí mismo. Nosotros nos renovamos por dentro constantemente para mantenernos como somos. El cuerpo tiene que estar trabajando todo el día porque nos vamos regenerando, pues bien, para que nuestras células se regeneren y puedan seguir trabajando necesitan mucha energía y esa energía sólo se la podemos dar con los alimentos. El ayuno mal controlado e indiscriminado pone en estado de alerta a nuestro organismo. Si nosotros dejamos de alimentarnos y cada vez comemos menos, el cuerpo disminuye su actividad y gasta poca energía, por eso llegado a un punto en las dietas nos estancamos y nos cuesta muchísimo bajar de peso así que es importante mantenernos activos por dentro y por fuera. En ese momento piensa: «Yo no voy a gastar mucho porque no sé cuándo voy a volver a comer», y es entonces cuando no se nos antoja hacer nada, estamos apáticos, malhumorados y sin energía. Esto lo podríamos entender viendo la diferencia entre un trabajador con contrato fijo y un autónomo. El primero va a gastar de una forma regular porque sabe que a final de mes va a recibir su sueldo. El gasto del autónomo no será regular porque no sabe cuándo va a volver a trabajar y si va a recibir más dinero por lo cual ahorra. Pues eso hace el cuerpo, si no le damos alimento dice «guarda lo que entre que lo mismo no recibimos el "pago" hasta dentro de mucho tiempo», con lo cual lo poco que comemos lo convierte en grasa y además pasamos hambre.

El hambre. Ese «ser» incontrolado

A mí me encanta buscar el significado de las palabras. Normalmente no acostumbramos consultar y es una pena porque nos da de forma muy clara y concisa una definición, sin incluir las connotaciones que cada uno le ponemos. ¿Cuál es el significado de la palabra hambre? Sensación que indica la necesidad de alimentos. Ni más ni menos. Nuestro cuerpo nos dice que necesita alimentos. Es una orden clara y directa. Y cuando el cuerpo se refiere a alimentos, ¿a qué se refiere en realidad? Pues a los alimentos que él necesita, que son los compuestos por: proteínas, hidratos de carbono, grasas, minerales, vitaminas, fibra y agua. No necesita nada más y, lo que es más importante, nada menos. Pues nosotros cuando recibimos este mensaje de nuestro cuerpo le damos lo que tenemos a la mano, sea lo que sea y del color que sea, o lo que más nos gusta. Si lo pensamos fríamente, el que manda en nosotros a la hora de comer es el paladar. Es tan fuerte su poder que somos capaces de hacerle caso para pasar un buen rato comiendo, aunque eso signifique que pasemos horas haciendo sufrir a nuestro cuerpo para digerirlo y días para eliminar cosas que sólo nos están haciendo daño. Al comer mal lo que conseguimos es tener al «hambre» como un caballo desbocado, un «ser» incontrolado que se activa cuando tiene bajas de azúcar porque la mayor parte de las veces la comida se la damos vacía (ya lo veremos más adelante).

Controlar el hambre es muy sencillo. Mucho más sencillo de lo que la gente cree. Cuando el cuerpo tiene hambre y nos pide alimentos, hay que darle lo que necesita: nutrientes para alimentar sus células para que éstas puedan seguir trabajando. Él nos hace una especie de lista de la compra. En esa lista nos pide una cantidad X (cada persona tiene una necesidad) de proteínas, una cantidad X de hidratos de carbono, una cantidad X de grasa buena, una cantidad X de vitaminas, una cantidad X de minerales y una cantidad X de agua y fibra. Pues nosotros vamos al «supermercado» y nos comemos, por poner un ejemplo, pan con mantequilla y unos espaguetis carbonara o un filete con papas fritas. La compra con la que aparecemos en nuestro cuerpo es: más proteína de la que nos ha pedido; le llevamos hidrato de carbono pero al ser refinado, la cantidad de hidrato de carbono bueno es baja, con lo cual no es suficiente; le llevamos grasa, pero no de la buena que es la que nos ha pedido, sino de la mala que no le sirve; vitaminas, prácticamente ninguna; minerales no había y agua muy poca. ¿Qué hace el cuerpo? Pues nos dice que volvamos al supermercado porque no tiene todo lo que nos ha pedido. Eso qué significa, que sigue teniendo necesidad de alimentos, lo que a su vez significa que volvemos a sentir hambre. Hemos comido un montón pero aún tenemos hambre porque hemos ingerido alimentos de poca calidad que no han satisfecho las necesidades de nuestro cuerpo, por lo que vamos a comer un plato más grande de pasta, más papas fritas y, como seguimos teniendo hambre, un postre para redondear. Y de todo esto no nos sirve ni la mitad.

PINTAR LA PARED

Muchas veces comemos por gula (que siempre hay que disfrutar de algún banquete) pero si lo piensas bien, muchas veces comemos de más por una necesidad que nosotros podríamos controlar. Para que lo podamos entender mejor, imagina que quieres pintar una pared de tu casa de color blanco. Vas a comprar pintura y compras la de mejor calidad que con una mano queda, o una pintura bastante más barata pero de peor calidad. Adquieres un bote de un litro y te vas para tu casa. Si elegiste la pintura buena, tomas el rodillo, lo empapas en esa pintura espesa y bien blanca, le das una pasada por toda la pared y queda blanca. Si compraste la mala, tomas el rodillo lo impregnas de esa pintura que ya se ve más aguada y lo pasas por la pared. Con una pasada no es suficiente, la pared queda gris, no llega a blanca. Tienes que darle otra mano, pero como la pintura está aguada, no termina de quedar blanca. Vas a la tienda y te compras tres botes más, no pasa nada, es mucho más barata que la buena y tres botes de ésta te van a costar menos que uno de la buena. Llegas a casa y te pones a darle más manos. Al final, después de mucho rato y de muchas pasadas, consigues que la pared esté blanca. Cuando terminas y miras lo bien que te ha quedado la pared empiezas a ver que tarda mucho en secarse. Esperas más del triple del tiempo de secado que con la pintura buena. Una vez seca la pared pintada con la pintura mala se empieza a descascarillar y salen humedades en algunos sitios porque llevaba tanta agua que lo que has conseguido es solamente humedecer el cemento de la pared y le está afectando. La otra pared sigue blanca, seca desde hace tiempo y en buen estado. Pues ésta es la diferencia que podemos encontrar en comer alimentos de calidad y alimentos que no tienen suficiente calidad. Si comemos bien, tendremos una pared muy blanca y muy duradera.

Atar en corto al hambre

Hay que comer siendo muy consciente de lo que comemos. Nosotros somos conscientes de la ropa que llevamos puesta, de los tejidos; somos conscientes del coche que tenemos, qué potencia de motor posee; somos conscientes de que hay ciertas cosas que no podemos tocar porque son peligrosas; pero no somos conscientes de lo que estamos comiendo. Comemos cualquier cosa.

La mejor forma de controlar el hambre es dándole al cuerpo lo que en realidad nos ha pedido (la lista de la compra). Simplemente haciendo esto lo tendremos atado en corto.

Tenemos que comer hidrato de carbono porque es fundamental para alimentar ciertos órganos de nuestro cuerpo, como el cerebro. Pues comamos hidratos de carbono pero de los buenos. Haz un experimento, un día pon a cocer unos macarrones típicos (refinados), los colocas en un buen plato y te los comes. Al día siguiente toma la misma cantidad de macarrones pero esta vez integrales orgánicos (son fundamentales las palabras integral y orgánico), los pones a cocer y te los comes. Esta vez, a que no te puedes comer el plato entero, ¿y eso por qué es?, porque los primeros no llenan las necesidades del cuerpo. Los segundos enseguida han dado a nuestro cuerpo lo que nos pedía en la lista de la compra, con lo cual el cerebro nos dice: «Ya es suficiente, ya tengo lo que he pedido», y la sensación de hambre desaparece, y nos sentimos saciados. Es así de simple con todos los alimentos. Al comer alimentos de calidad y preparados de una forma lo más natural posible para que mantengan todas sus propiedades, nuestro cuerpo se va a saciar mucho antes y las cantidades que vamos a ingerir son menores. Y, para mi gusto, mucho más ricas. Al comer productos integrales y ecológicos no le vamos a dar a nuestro cuerpo cosas «de más», que normalmente son toxinas que vagabundean por ahí y lo único que hacen es «molestar», ni cosas de menos, evitando así los atracones o los bajones de azúcar.

AÑORAR LAS FOTOS DEL PASADO

Estoy segura de que ahora te resulta mucho más fácil entender que comiendo, pero bien, se adelgaza. No es que se adelgace, es que vuelves a tu estructura normal. Casi todos los que nos ponemos a dieta o queremos adelgazar es porque hemos estado mejor. Vemos fotos del pasado y pensamos «qué mona estaba yo...». Hemos estado más delgados, hemos tenido mejor cuerpo, hemos estado más estilizados. Pues ésa es nuestra estructura normal y comiendo sano es a la que vamos a volver, porque los excesos de nuestro cuerpo vienen por excesos en nuestra alimentación y por malos hábitos de vida. Se acabó el sentir añoranza por las fotos de las vacaciones de hace años cuando teníamos «muy buen look».

Es muy importante que empecemos a cuidar nuestro cuerpo. Es nuestro bien más valioso, más que nuestra casa, por la que nos pasamos toda la vida trabajando para poder pagar la hipoteca; más que nuestro coche, que estamos ahogados pagando la mensualidad; más que nuestro trabajo, que nos pasamos el día esforzándonos por mantenerlo... Si nuestro cuerpo enferma o se para, ya nada tiene sentido (bueno, el seguro de vida, que habrá que cobrarlo). Parece mentira pero si lo pensamos bien, pasamos por alto mucho de lo que le interesa a nuestro organismo. A la mayoría de nosotros (y yo la primera) nos preocupa cuidar nuestro cuerpo por fuera, tener un buen físico, muchas veces a cualquier precio, y por tenerlo hemos hecho auténticas tonterías (beber jarabes de no sé qué, comer sólo unas barritas de no sé dónde, o no comer...) y no cuidamos la parte fundamental de nuestro cuerpo, la que nos hace engordar, perder pelo, tener celulitis... La parte de dentro.

Capítulo 2

No mimamos nuestro cuerpo

Nuestro cuerpo es nuestro bien más preciado. Lo mínimo que podemos hacer por él es mimarlo. Nuestros órganos por sí solos intentan cuidarnos, nos ayudan a desarrollarnos, a metabolizar lo que necesitamos, a eliminar lo que nos sobra o nos pueden hacer daño, pero nosotros no les ayudamos mucho. Nos dejamos llevar por el paladar, por la vista, incluso por el olfato. Y si hay algo que no nos parezca bien, que trabaje el organismo, que para eso está. Que lance la primera piedra quien no lo haga. No seré yo..., pues no he mimado mi cuerpo hasta hace poco, cuando empecé a ser consciente de lo importante y lo fácil que era.

Desde muy jovencita me he preocupado mucho por mi cuerpo. Bueno, vamos a hablar con propiedad, me he preocupado por mi físico (que no es lo mismo). Soy una mujer con curvas y siempre he intentado mantenerme a raya, «cuidándome». Lo pongo entre comillas porque al día de hoy me doy cuenta de que no tenía ni idea de lo que significaba cuidarse. Como a la mayor parte de la gente me preocupaba mi apariencia externa (el físico). Y según como estaba de gorda, valoraba si estaba bien o mal cuidada. Para cuidar esta apariencia externa muchas veces he maltratado a mi cuerpo, y le he dado cosas que no debía porque lo que me importaba era lo que se veía, no lo que sentía.

No nos conocemos nada

No tenemos ni idea de cómo funciona nuestro cuerpo y es precisamente este desconocimiento lo que, en mi opinión, provoca que no nos cuidemos. Y dirás, «yo sí conozco el funcionamiento de mi cuerpo perfectamente», pero al leer este libro muchos se van a dar cuenta de que no saben ni la mitad. Es más, me arriesgaría a decir que hay mucha gente que conoce mejor cómo funciona su coche que su cuerpo. De hecho, lo cuida más. Todos sabemos qué tipo de combustible lleva el coche y no se nos ocurre ponerle gasoil a un coche de gasolina. Sabemos que para el motor del coche es imprescindible el aceite, en una cantidad justa, porque si no se descompone. Cuando salimos de viaje, le hacemos una revisión y miramos los neumáticos para ir seguros. Y si se enciende una lucecita en el panel, rápidamente lo llevamos al taller para ver qué es. Pues a nuestro cuerpo muchas veces le damos diésel siendo gasolina, le inundamos de aceite, ponemos las ruedas al revés y pueden estar encendiéndose lucecitas en el panel (con timbre y todo) que no hacemos ni caso. Sí, el cuerpo nos manda muchas señales que nosotros dejamos pasar o, directamente, nos creemos «mecánicos» y lo arreglamos, muchas veces de la peor manera posible.

No soy muy buena contando chistes pero quiero contarte uno que creo que viene muy bien al caso:

Un hombre muy creyente y muy testarudo iba andando por la calle y de repente empieza una gran tormenta. Una persona aparece corriendo al lado suyo y le dice: «Paco, corre a casa que viene una tormenta muy fuerte». Paco, serio, le contesta: «Qué va, esto es nada. Además yo soy cristiano y Dios me protege». La tormenta se vuelve cada vez más fuerte y el agua le llega por las rodillas a Paco. Se le pone un todoterreno al lado y le dice que se suba que la tormenta está creciendo. Paco ni se inmuta: «Bah, esto es nada. Además yo soy cristiano y Dios me protege». Total que la tormenta inunda la calle y Paco está con el agua al cuello. Un voluntario de la Cruz Roja pasa por ahí y le dice que se suba a su zodiac porque se va a ahogar. Paco sigue con su actitud, «que esto es nada. Además yo soy cristiano y Dios me protege». La zodiac se va y al minuto Paco se ahoga y se muere. Llega al cielo muy asustado y pide hablar con Dios. Dios le recibe y Paco indignado le suelta: «A ver, yo soy cristiano y he puesto mi fe en ti y me has fallado». Dios explota: «¿¿¿Cómo que te he fallado??? ¡¡¡Te he mandado a un hombre con paraguas, un todoterreno, una zodiac de la Cruz Roja y tú has pasado por alto todo!!!».

Esto nos puede servir de metáfora para nuestro cuerpo porque él también nos manda señales, por ejemplo, cuando tenemos la piel seca o escamosa, las uñas quebradizas, el pelo débil, cuando sentimos rigidez articular, tirones musculares, digestiones pesadas, acidez estomacal, bajones de azúcar, estreñimiento, retención de líquidos, flacidez, cambios de humor repentinos, insomnio o ansiedad, resistencia a la insulina y hasta que no tenemos una enfermedad no le hacemos caso, y a veces es tarde...

PANEL DE AVISOS DEL CUERPO

Te voy a contar algo que me pasaba a mí y a la mayoría de mis amigas. Yo en el típico juego de «si fueras animal, ¿qué serías?», lo tenía muy claro: «El pez globo». Me hinchaba y me deshinchaba con una facilidad digna de ese pez. De hecho, sé que es difícil de creer, en mi armario tenía pantalones de la talla 36, 38 y 40, porque dependiendo del día, variaba la talla, pudiendo llegar a tener dos más de un día a otro. Yo no me hinchaba en relación con la cantidad que comía. Me hinchaba porque sí, no lo podía entender y me desesperaba. ¿Eso por qué era? Pues era porque comía siempre ensalada y de postre siempre tomaba una pieza de fruta. «¿Qué hay más sano que comer fruta y ensaladas?», me decía a mí misma. Pues esas ensaladas, como luego no solía comer nada caliente, me «enfriaban por dentro» y hacían mis digestiones muy largas, y la pieza de fruta que me tomaba después de la comida lo único que hacía era entorpecer mi digestión. Esa fruta se fermentaba en mi estómago e impedía la buena digestión de todo lo demás. Ese fermento que se creaba en mi estómago generaba aire y ese aire me hinchaba. Simplemente pasé a tomar la fruta en ayunas o entre horas con el estómago vacío y a tomar siempre un té o infusión para terminar y abandonar mi papel de pez globo. Hay gente que come fruta de postre y le sienta fenomenal, pero a mí me sentaba fatal. Esto es una cosa que tenemos que aprender, cada cuerpo es un mundo y siempre que se habla de nutrición hay que hacerlo de forma individual.

Otro aviso del cuerpo que llama mucho la atención es la debilidad del pelo. La caída del pelo puede ser un problema hormonal o de estrés, pero también puede ser una señal de falta de nutrientes. A través del blog se puso en contacto conmigo una chica que me preguntaba el secreto para tener así mi pelo. Ella tenía poquito y lo tenía muy débil. Me preguntaba qué productos utilizaba para el pelo. Ella no necesitaba ningún producto capilar, lo que le pasaba era que su organismo le estaba avisando de alguna carencia. Esto era un aviso de su cuerpo. Al hablar con ella me di cuenta de que su dieta estaba basada en carne, frituras, harinas blancas... El cuerpo necesita minerales, esta chica no se los daba y los que tenía su cuerpo los malgastaba intentando asimilar alimentos que no le hacían bien. ¿Qué hacía el cuerpo? Estaba tomando los minerales que le faltaban del pelo entre otros sitios. Por eso lo tenía tan débil. Cambiando sus hábitos alimenticios empezó a tener más cantidad de pelo y más fuerte.

Otro aviso que es muy común hoy en día es la aparición de granos en la piel. El acné es un problema dermatológico pero también puede ser un aviso de un exceso de toxinas en el cuerpo. En el blog contactó conmigo un chico que había empezado a tener acné siendo mayor. No lo había tenido de joven y, de repente, a los 34 años le estaban saliendo granos en la cara y en la parte posterior de los brazos. Él no lo entendía porque se cuidaba bastante la piel. Se la limpiaba, cuidaba su alimentación... La verdad, parecía ser un problema hormonal pero no, las pruebas le dieron al clavo. Al final, después de repasar sus hábitos, constatamos que tenía uno bastante malo. Cenaba muy tarde, y antes de irse a la cama solía picar algo (un vaso de leche con chocolate y unas galletas). ¿Qué le pasaba? La piel es un órgano que aparte de protegernos, nos ayuda a eliminar las toxinas. Al cenar tan tarde, su piel era incapaz de eliminar todas las toxinas, con lo cual se saturaba y los poros se obstruían. Sólo con adelantar la hora de la cena y cenar bien para no tener apetito antes de meterse en la cama consiguió que la piel tuviera menos toxinas que eliminar y los granos desaparecieron poco a poco.

Las cuatro asignaturas del cuerpo: respirar, comer, hacer ejercicio y tener una actitud positiva

Todos conocemos muy bien la parte externa de nuestro cuerpo y nos preocupamos por ella, pero no somos conscientes de que debajo de la piel hay una maquinaria que está trabajando continuamente. Veinticuatro horas al día, siete días a la semana, trescientos sesenta y cinco días al año, para que podamos ser lo que somos. No tiene otro objetivo. El cuerpo con los únicos elementos que cuenta para trabajar son el oxígeno, el sol, el descanso y los alimentos. No tiene más proveedores que ésos.

Nuestro cuerpo (en general) nace sano y nosotros, desde muy pequeñitos, nos dedicamos, sin querer, a intoxicarlo, y es una pena porque es muy sencillo de mantener. Lo subestimamos. Damos por hecho que va a funcionar bien, y si no, acudimos al médico a que nos dé algún medicamento y lo ponga en funcionamiento otra vez.

Volvamos al ejemplo del coche. Cuando te compras un coche sabes los cuidados básicos que hay que darle para mantenerlo funcionando correctamente. No tienes que ser mecánico para saber qué debes hacer para que el coche dure y los cuidados no son complicados, son cosas básicas. Pues tu cuerpo es igual. Cuando te lo «dieron» estaba en buen estado y lo único que tienes que hacer ahora son cuatro cosas fundamentales para mantenerlo así: respirar, seguir una dieta correcta, hacer algo de ejercicio y tener una actitud positiva. Estas cuatro cosas se hacen sin ningún esfuerzo, sin embargo nosotros cada vez lo complicamos más y las ponemos en nuestra contra. En estas cuatro «asignaturas» reprobamos.

Primera asignatura: respirar

Respirar es fácil: inspirar y expirar, lo hacemos a diario y el cuerpo lo hace de forma mecánica. La naturaleza creó un entorno pensando en los seres vivos, donde hay oxígeno para que nosotros lo podamos respirar. Incluso nos puso ciertos elementos, como los árboles y las plantas, para que ayudaran a que ese oxígeno fuera puro y limpio, para que los seres que lo necesitamos para sobrevivir lo tuviéramos siempre en buenas condiciones. Bueno, pues al día de hoy el oxígeno que acostumbramos respirar no es bueno y todos sabemos por qué. Es curioso, porque algo tan sencillo como respirar oxígeno puro hoy en día se considera un lujo. Ir al campo es un plan «especial», irnos a un lugar con mar son unas «vacaciones», irnos a un lugar rodeado de naturaleza es «extraño» y lo hacemos en días contados. Pues es muy importante para nuestra salud. Mucho más de lo que imaginamos, porque el oxígeno es vital para nosotros y cada vez lo consumimos de peor calidad y no nos preocupa lo suficiente en el día a día, nos preocupa cuando nos duele el pecho, cuando nos cuesta respirar o cuando nos pasa algo peor. Es decir, tarde. Una curiosidad, en muchos sitios hemos visto a los japoneses cómo van por sus ciudades con mascarillas en la boca. Siempre hemos pensado que los japoneses son muy «raros» por ir con mascarillas por la calle. Son «raros» porque se protegen de los tóxicos que hay en el aire para tener un oxígeno de mejor calidad. Es decir, nos preocupamos más de cómo queda estéticamente la mascarilla que el papel que desempeña. De hecho, nosotros relacionamos lo de ir con mascarilla por la calle con enfermedad. Si nos cruzamos con alguien con mascarilla creemos que está enfermo (y normalmente lo está porque no nos ponemos una mascarilla a no ser que nos obliguen). Hubo una temporada en que se pusieron de moda los bares de oxígeno. Como ocurre con estas cosas, muchos de los que lo pusieron lo que veían era una oportunidad de negocio, no una ayuda para quienes buscan un buen oxígeno. Los bares eran de diseño y lo vendían como una actividad de lujo. ¡¡¡Respirar oxígeno puro un lujo!!! Han cerrado casi todos. Por el simple hecho de respirar consciente y profundamente podemos llegar a relajarnos porque oxigenamos nuestro sistema nervioso, él necesita mucho (y si no tápate la nariz, ya verás cómo enseguida notas su ausencia), reducimos la carga del corazón porque le ayudamos a impulsar la sangre mejor, los pulmones son más eficaces o rebajamos la acidez sanguínea. Sólo con hacer unas cuantas respiraciones profundas por la mañana y otras por la tarde relajamos nuestra mente, oxigenamos el cerebro y nos desestresamos de forma natural.

Segunda asignatura: comer

La segunda «asignatura» es hacer una dieta correcta, que significa comer los alimentos que necesitas. Al leerlo parece fácil, ¿no? Pues no lo hacemos. Comemos lo que se nos antoja sin pensar qué es lo que necesitamos, nos dejamos llevar por el gusto. Claro, eso lo saben las grandes marcas y somos una presa muy fácil. Lo que hacen casi todos es trabajar en el sabor, el color o la textura más que en la calidad. Plantéate una cosa que yo me he preguntado muchas veces. Cuando te acercas a un árbol, por ejemplo, un manzano, tomas unas cuantas manzanas y te las comes ahí, ninguna sabe igual. Todas tienen un sabor muy parecido pero unas están más ácidas, otras más suaves, unas son más grandes que otras... ¿Cómo es posible que todas las manzanas sean iguales? ¿Cómo puede ser que todas las botellas de una marca de leche sepan exactamente igual? O ¿cómo puede ser que unas galletas de avena sepan todas exactamente igual? Porque se trabaja el sabor y el aspecto a costa de muchas otras cosas. Y se trabaja el sabor y el aspecto no porque esas empresas sean malas y no nos quieran dar de comer bien, sino porque saben que nosotros, los consumidores, lo que valoramos es el sabor y el aspecto que tienen las cosas. Mientras estén a gusto nuestra vista y nuestro paladar, que luego se las ingenie el cuerpo con lo que le metemos. Esto lo vemos tan natural que llama la atención que cuando queremos comer algún alimento vivo o natural tenemos que ir a una tienda especializada. Hay que ir a una tienda orgánica o, y esto sí que es sorprendente, a una tienda «gourmet». Si quiero comprar, por ejemplo, unas alcachofas de Tudela, lugar de España donde siempre se han cultivado alcachofas, ¡¡¡tengo que ir a un sitio «gourmet» para encontrarlas!!! Es decir, es un lujo que las alcachofas que me coma sean de un lugar donde se cultivan de toda la vida. Claro, por tratarse de un sitio «especializado», llamémoslo «orgánico» o «gourmet», suele ser una tienda más mona y esto conlleva un aumento de precio. Pues aquí vamos a seguir una dieta correcta porque es mucho más sencillo de lo que parece. Hablamos de adelgazar estando sano, porque si tu cuerpo funciona correctamente vas a estar en tu peso sin esfuerzo.

Dentro de la asignatura «comer» está el tema eliminar. Es tan importante ingerir alimentos sanos como eliminar los desechos. Lo que ponen en los vagones del metro o en los camiones «antes de entrar dejen salir». Hay que eliminar tanto lo que comemos como los residuos que produce el propio cuerpo. Las puertas de entrada y salida tienen que estar desbloqueadas.

Tercera asignatura: hacer ejercicio

Sólo con leer la palabra «ejercicio» nos cansamos y nos da flojera. A ver, el cuerpo no les pide que sean atletas profesionales con sus marcas y sus retos. No. Simplemente te pide hacer un poco de ejercicio al día porque la «máquina» que tiene como motor principal que propulsa la sangre y la distribuye continuamente (veinticuatro horas al día, siete días a la semana, trescientos sesenta y cinco días al año) es un músculo que se llama corazón. Como músculo que es, que muchas veces se nos olvida, necesita tonificarse como el resto de los músculos del cuerpo. Vamos al gimnasio a trabajar los bíceps, dorsales, pectorales para que estén tonificados y nos hagan un buen cuerpo; el corazón o la médula, que también lo necesitan, ya da más pereza. A quienes me consultan siempre les digo que tienen que hacer ejercicio, pero ejercicio de forma suave, un paseo a buen ritmo de treinta minutos al día sería suficiente. Bueno, pues 80 por ciento de la gente me contesta lo mismo: «¿Media hora andando? ¡No tengo tiempo!». Seguro que a muchos de ustedes también les pasa. Vamos a pensarlo fríamente, el día tiene veinticuatro horas de las que ocho (y muy poca gente lo hace) las pasamos durmiendo, luego pasaremos dos horas (exagerando) comiendo y nos quedan catorce horas para hacer el resto de cosas. ¿No te sirven trece horas y treinta minutos para hacerlo todo? ¿De verdad que no tienes treinta minutos en esas catorce horas para ejercitar un poquito el músculo que hace que estés vivo? Está claro que cuesta trabajo y más si es invierno y hace frío, pero es como si te diera pereza comer y no lo haces. A muchas cosas que le dedicas tiempo (que también son necesarias) ni si quiera te planteas que las tienes que hacer, son naturales y ya está. Por ejemplo, llegar a casa y ver la televisión. O para no demonizar la televisión, sentarte y leer un libro. Hay que hacer ejercicio de forma natural porque es algo necesario para ti, para tu cuerpo, para tu salud, para tu peso.

En el temario de esta «asignatura» vamos a incluir también el descanso. Tan importante es hacer ejercicio como descansar. Dormir bien es salud porque cuando dormimos no sólo descansamos, también nos regeneramos mental y físicamente. Cuando dormimos pasamos por dos fases: la REM y la NO REM. En la fase REM se produce la restauración cognitiva, y en la fase NO REM, la restauración física. En la etapa cuatro de la fase NO REM es cuando estamos dentro del sueño profundo o «sueño delta». Ésta es la etapa más importante para nuestro cuerpo porque, vas a creer que te estoy hablando de una película de ciencia ficción, el cerebro recibe ondas delta y, cuando las recibe, manda una orden para segregar hormona del crecimiento, que es la que se encarga de los procesos regenerativos del organismo. Es decir, que nuestro cuerpo se pone a trabajar por dentro para regenerar las células. Cada ciclo de sueño, pasando por todas las fases, suele durar una hora y media, y a lo largo de la noche deberíamos repetirlo unas cinco veces. Calcula lo que duermes y sabrás si es suficiente.

Cuarta asignatura: tener una actitud positiva

El cuerpo está muy bien organizado, por ejemplo, el mismo tipo de células se unen para formar tejidos y éstos, para formar órganos, que trabajan en compañía y forman sistemas, como el sistema muscular, el sistema sanguíneo... Pues hay un sistema que se encarga de que todo esté en orden, que nos protege, que nos cuida, que vela por nosotros, es el sistema autoinmune. Este sistema es como un ejército lleno de células inmunitarias, son como soldados especializados para defendernos y protegernos de todo lo que nos puede hacer daño, tanto lo que se crea dentro de nosotros con las reacciones químicas (en la metabolización de los alimentos, en intentar suplir carencias o deshacerse de excesos) como de lo que nos puede agredir desde el exterior (polución, estrés, aditivos, etcétera). Por tanto, cuanto más «sólida» sea esa barrera y más fuertes estén sus células, más protegidos estaremos. Además de los alimentos que elijamos para nuestra dieta y de que todo esté lo más tranquilo posible, la actitud que mostremos ante la vida es imprescindible para que todo funcione bien. Porque el estrés prolongado, las emociones negativas, el rencor, los «malos humores» nos «queman», y esto conlleva que a esa barrera y a ese ejército protector le pase lo mismo, porque este tipo de emociones negativas deprimen o inhiben, o frenan la actividad de nuestros salvadores (los macrófagos, los linfocitos B y T, los neutrófilos, los monocitos y las células NK o *natural killer*). Y ellos como nosotros, necesitan que se les estimule, que se les ponga buena cara, que se les dé seguridad. Son muy sensibles a las emociones, a nuestros sentimientos negativos, tanto, que podemos morir de pena o hacer cualquier cosa por amor contra viento y marea. Tenemos que intentar manejar nuestras preocupaciones porque si no lo hacemos, las hormonas del estrés campan a sus anchas y luego es muy difícil domarlas. No digo que tengamos que estar muertos de risa por todo, pero sí sonreír siempre que podamos, en el coche, en el autobús, al ir a la compra... Ese simple gesto ya proporciona un sentimiento de bienestar... ¿no lo crees? También es importante buscar cosas que nos gusten mucho, a mí, por ejemplo, me encanta la música y todos los días me echo unos bailes, canto una canción en el baño o mientras hago la comida para mi familia, lo importante es hacer algo que nos guste, porque lo importante es estar contentos. SONREÍR.

En *Yo sí como* vamos a hablar de estos cuatro puntos fundamentales (y alguno más) porque para mí son la clave de todo. Cuatro cosas que nos ayudan a tener una vida más saludable, en nuestro peso y, sobre todo, a ser más felices. Cuatro áreas que están completamente conectadas y que hay que cuidar porque cualquier incidencia en una de ellas puede desbaratar todo lo que hemos conseguido. No sirve de nada comer bien si lo hacemos con estrés. No sirve de nada tener una vida plácida si no ejercitamos nuestro cuerpo. Tenemos que conseguir un equilibrio simple y espero que lo consigas leyendo estas páginas, como lo he conseguido yo.

Vamos a empezar por el principio. Te voy a presentar a un amigo que va a ser el personaje principal de este libro...

Capítulo 3

¡Hola, soy tu cuerpo!

Los seres humanos somos grandes conocedores de nuestro cuerpo pero por fuera. Para nosotros el cuerpo se basa en todo lo que es la «carrocería» y de eso sabemos más que nadie. Nosotros conocemos lo que se ve, que es lo que realmente nos preocupa porque es lo que crea nuestra imagen ante los demás. Sabemos lo que son las «chaparreras», la celulitis, sabemos qué son las ojeras, las arrugas, las verrugas, el pelo, las uñas, pero de la parte interna conocemos lo básico. Y mucha de la información básica que tenemos de nuestro organismo es falsa.

Para empezar a cuidarnos lo más importante es saber qué es lo que deseamos cuidar. Cuando compramos algo, lo primero que hacemos es preguntar el funcionamiento. Si nos compramos una televisión, preguntamos cómo se sintoniza, cómo funciona el mando a distancia, y una vez que nos lo explican en la tienda, nos la llevamos, la enchufamos y empezamos a manejarla sabiendo qué es lo que tenemos que hacer para poder disfrutarla y que dure el máximo tiempo posible. Pues con el cuerpo hay que hacer lo mismo, lo primero es conocerlo, saber cómo funciona para que así el cuidado sea mucho más fácil y, sobre todo, más efectivo. No conocemos nuestro organismo y es una pena porque es lo más importante que tenemos, de hecho, dependemos de él para todo. Para ver, para oler, para tocar, para andar, para respirar, para divertirnos, para hacer el amor, para querer, para llorar y para eliminar. Nosotros somos lo que somos gracias a nuestro organismo y él es lo que es gracias a nosotros, que somos quienes lo cuidamos. Por tanto, para llevarnos bien lo mejor es que lo conozcamos. Cuando tenemos pareja cuanto más la conocemos, mejor nos va. Si sabemos las películas que le gustan, los sitios que le gustaría conocer, las manías que tiene, cómo le gusta dormir, qué tipo de comida le gusta..., tendremos información para llevarnos bien y que nuestra pareja sea feliz. Pues hay que tomarse el cuerpo como si fuera nuestra pareja y éste, aunque no lo diga un sacerdote, sí que es para toda la vida.

Conozcamos nuestro organismo

Todos tenemos alguna referencia de cómo funciona el cuerpo cuando comemos. Lo hemos estudiado en el colegio, lo hemos escuchado y leído en muchos sitios, pero mezclamos las cosas. Hablando con mucha gente que se pone en contacto conmigo por el blog me he dado cuenta de que la mayoría tiene bastantes problemas en la cabeza sobre cómo funcionan los diferentes órganos del cuerpo cuando hacen la digestión. Por ejemplo, creemos que la absorción de los alimentos se hace en el estómago, o que el intestino sólo está para que vayan los restos de la comida y los expulse, o desconocemos lo que hace el hígado, que creemos que sólo trabaja cuando bebemos alcohol.

Es fundamental conocer el papel de cada órgano en la digestión porque así entenderemos mejor lo importante que es cuidarse y lo peligroso que puede resultar meter en el cuerpo sustancias que entorpezcan el proceso. Vamos a recordar cómo funciona nuestra «fábrica» cuando comemos un alimento y así entenderás mejor todo lo que te cuento en este libro.

La digestión se realiza en el sistema digestivo y comprende todos los procesos físicos y químicos que sufre el alimento cuando entra en el cuerpo para poder ser absorbido y utilizado por las células. Otra parte, además, actúa en el proceso de eliminación, desechando los productos resultantes de la digestión. Es decir, que el filete con papas se desmenuce de tal manera que las células puedan hacerse cargo de él y luego sea capaz de eliminar lo que no le sirve. Porque creo yo que hasta ahora el filete es incapaz de traspasar la piel. Para poder llevar a cabo ese trabajo tan grande contamos con:

La boca

Todo empieza por la boca. La boca es la que recibe el alimento y la primera que va a entrar en contacto con él. Tiene un papel mucho más importante del que me hubiera podido imaginar. De hecho, no le damos suficiente importancia a la acción de masticar. Cuando nos dicen: «Hay que masticar mucho los alimentos», nos parece un proceso largo y pesado y nos viene a la cabeza cuando de pequeños algo no nos gustaba y lo masticábamos y masticábamos haciendo «bola». Hay una cosa muy importante que tenemos que entender aunque es una obviedad. El papel de los dientes al masticar es fundamental porque el estómago no tiene dientes, con lo cual lo que no se mastique en la boca ya entra con mal pie.

Pero conozcamos la boca bien. A la boca la podríamos considerar la anfitriona de la «casa». Es la que recibe los alimentos, la que los prepara para que hagan su recorrido de la mejor forma posible y luego, una vez dentro, se sientan como en casa, y por eso hay que dejar que el alimento pase un rato allí. Porque si pasan muy rápido por la boca, luego vienen los atascos o las peleas de «déjame a mí que yo entré primero».

Los dientes

En la boca hay un montón de cosas. Empecemos por los dientes. Los dientes muerden y trituran. Este proceso es muy importante para que no entren trozos grandes dentro de nuestro cuerpo. Aparte, desmenuzan el alimento para que las enzimas trabajen mejor. No es lo mismo transportar una piedra gigante, que es imposible de mover, que deshacer la piedra en pequeños trozos y así poderla trasladar poco a poco. Además, los dientes, según la medicina tradicional china, son muy importantes porque los dientes de arriba y los dientes de abajo tienen una carga eléctrica opuesta. Haz una prueba, intenta juntar los dientes de arriba con los de abajo sin hacer fuerza con la mandíbula. ¿Notas que tiembla un poco la dentadura y que no se termina de juntar? Eso es porque intentas unir polos opuestos. No son todos los de arriba positivos y los de abajo negativos, están mezclados arriba y abajo los positivos y los negativos. Por eso, para juntarlos hace falta que pongamos en marcha los músculos de la mandíbula, que tienen una capacidad grandísima para aplastar cosas con los dientes. Los dientes, al masticar, también cargan de energía los alimentos, cosa que es importante porque nosotros somos un campo energético, y esto es lo que nos hace diferentes los unos de los otros. Cada persona tiene un funcionamiento, una forma de ser... Entonces es en la boca al masticar donde cargamos de nuestra propia energía al alimento y lo hacemos nuestro, afín a nosotros, empieza a formar parte de nuestra persona. No es lo mismo un alimento masticado por mí que masticado por cualquiera de ustedes. Una vez que ha pasado por ese proceso, ya está «personalizado».

La lengua

Ahora viene la lengua. La lengua amasa los alimentos a la vez que se van triturando. Los aplasta contra el paladar hasta hacer una pasta uniforme (bolo alimenticio), que es lo que va a entrar en nuestro cuerpo. Sería como un panadero que amasa la harina. La amasa una y otra vez para que se vuelva, como dicen los orientales, una sopa líquida. En la lengua hay también unas cositas muy importantes para el cerebro, las papilas gustativas, que están en menor cantidad en el paladar blando, en la parte posterior de la faringe y en la epiglotis. Estas papilas son las que le sacan el gusto a los alimentos para que podamos disfrutar cerebralmente de la comida. Cada papila gustativa tiene un montón de receptores que reaccionan ante los cuatro sabores: ácido, amargo, dulce y salado, que combinados determinan el sabor de las comidas. Cuanto más tiempo tengamos en la boca la comida, más papilas gustativas activamos (depende de cada uno, pero su número asciende de dos mil quinientas a ocho mil) y nuestro sentido del gusto la pasa ¡muy bien! Si masticamos muy deprisa y tragamos enseguida, a nuestro cerebro no le da tiempo a disfrutar de la comida porque al pasar rápido, las papilas gustativas de la lengua no se activan y ésta no puede mandar ninguna información al cerebro de lo bueno que está el alimento que acabamos de tragar. Incluso hay un orden en la lengua para apreciar los sabores. Por ejemplo, el sabor agrio lo notamos más en los bordes laterales; el salado, en la parte delantera de la lengua; el sabor amargo, en la parte de atrás, y el dulce, justo en la punta de la lengua.

La lengua tiene también un efecto pala que nos ayuda a tragar los alimentos y llevarlos hacia la faringe, que es su siguiente destino.

Las glándulas salivares

Las glándulas salivares se han hecho famosas, por desgracia, por la enfermedad de Tito Vilanova, el entrenador del Barcelona. Cuando oímos estas noticias es cuando empezamos a preocuparnos por partes de nuestro cuerpo que sabíamos que existían pero que no tenemos ni idea de dónde están, y menos de que nos pueden dar problemas. Esto, por ejemplo, me pasa con muchas personas cuando les hablo del páncreas. La mayoría me dicen: «De eso es de lo que falleció Rocío Jurado, ¿no?», y entonces se lo toman en serio, pero ya hablaremos de él más adelante.

Las glándulas salivares vierten la saliva a la boca, ¡y en serio vierten!, en un día pueden llegar al litro y medio de saliva. La saliva es muy importante porque además de ayudar a disolver los alimentos, y así notar su sabor, también produce moco (se llama así aunque nos recuerde al de la nariz), que lubrica la pasta que estamos haciendo con la boca para protegernos. Este moco consigue que la pasta sea más suave y no nos haga herida en la boca, en el esófago o la faringe, y si no, que se lo pregunten a quien se traga un trozo de pan casi seco... o a los que producen poca saliva, que son más propensos a las llagas. Pero el papel de las glándulas no se queda ahí, estas glándulas segregan un montón de sustancias, por ejemplo, la enzima ptialina o amilasa salivar. Esta enzima sólo se da en la boca y lo que hace es empezar la digestión de los hidratos de carbono. Sí, la digestión de los hidratos empieza ya en la boca mientras masticamos. Hay mucha gente que al comer pasta, al estar refinada y muy pasada de cocción, prácticamente no la mastica y es un error grande porque tiene que estar un rato en la boca para que empiece su digestión. La ptialina empieza a triturar los hidratos (el pan, la pasta, el arroz, la papa...). También aparecen por nuestra boca iones de potasio, bicarbonato (sí, nuestro cuerpo genera bicarbonato) para neutralizar ácidos que pongan en peligro el esmalte por la corrosión bacteriana. Aparte aparecen unas cosas pequeñitas que se llaman «lisozimas», que se encargan de desinfectar el alimento que comemos. Por ejemplo, si te comes una pera sin pelar, que ha estado expuesta al exterior, por mucho que la limpies siempre le quedan algunas bacterias, y las lisozimas intentan acabar con ellas para que entre el alimento limpio al cuerpo. También genera un poco de lipasa, que es la enzima que se encarga de la digestión de las grasas pero en mucha menos cantidad. La saliva también contiene calcio y así evitamos perder el de los dientes, y podríamos seguir, pero creo que es suficiente para saber la importancia que tiene, ¿no?

En la boca hay mucho trabajo que hacer, por eso es tan importante masticar mucho, para que dé tiempo a que todas las partes que intervienen puedan realizar su trabajo, que no es otro que preparar los alimentos para que pasen al siguiente escalón de la cadena. Los cambiamos de forma con la trituración, con la salivación las enzimas pueden trabajar, los cargamos de energía. Hipócrates decía: «Hay que beber lo sólido como si fuera líquido y masticar el líquido como si fuera sólido» porque tan importante es dejar la comida en la boca siendo sólida como siendo líquida. Es muy recomendable que los jugos, las sopas... pasen un tiempo en la boca porque tienen que hacer el mismo proceso que hemos contado. Incluso el agua es bueno que esté en la boca y, aunque suene raro, la «mastiquemos», la ensalivemos un poco para que se cargue de nuestra energía.

La entrada al cuerpo

Los alimentos, una vez preparados en la boca, pasan con la ayuda de la lengua a la faringe, que es la que lleva el alimento al esófago. La faringe tiene realmente dos trabajos, ayudar a llevar el aire a los pulmones (comunica las fosas nasales con la laringe) y llevar la comida al esófago. Lo hace por el mismo conducto (sólo tenemos una faringe) y es tan lista que lo que tiene es una compuerta que abre o cierra según lo que lleve. Si baja comida, cierra la compuerta de los pulmones, y si va a llevar oxígeno, la abre. Por eso hay veces que cuando tragamos agua y nos atragantamos, nos sale por la nariz.

Los alimentos bajan por el cuerpo por la fuerza de la gravedad (por eso es muy bueno comer con una postura correcta) y porque el tubo digestivo, que va de la boca hasta el ano, tiene un movimiento concreto, los movimientos peristálticos o contracciones discontinuas que ayudan a que los alimentos avancen poco a poco (o discontinuamente) hacia abajo. Por eso, cuando se come muy rápido, a veces nos atragantamos y la comida nos sube a la boca otra vez, porque no damos tiempo a que esos movimientos vayan tirando hacia abajo el alimento.

Seguimos el recorrido y llegamos al esófago. Muchas veces decimos que nos duele la «boca» del estómago y nos llevamos la mano al esófago. El esófago está entre las costillas por detrás de la tráquea y el corazón. Atraviesa el diafragma hasta llegar al estómago. En el esófago el alimento está de paso hacia el estómago.

El estómago

Éste es uno de los puntos fuertes de nuestra «fábrica». El estómago tiene la forma parecida a una gaita gallega, con una entrada y una salida pequeñas. Para entrar en el estómago hay una compuerta, que es un músculo, un esfínter igual que el del ano, la diferencia es que el del ano es voluntario (gracias a Dios) y el de la compuerta del estómago es involuntario. La primera «compuerta» que se abre para que pase el alimento se llama cardias, y es la que deja pasar esa pasta que hemos preparado en la boca, y luego se cierra para que el alimento no vuelva al esófago. El estómago lo podríamos comparar con una lavadora, no por el hecho de lavar, sino por cómo actúa. En el estómago abrimos la puerta y vamos metiendo la «ropa» y una vez que tenemos todo dentro, hay unas capas musculares que van a batir y mezclar todo lo que hemos metido. Con este movimiento y por el contacto con el alimento se despierta una hormona, la gastrina, para hablar con el ácido clorhídrico, le dice que se ponga en marcha que hay que desinfectar lo que ha entrado en el estómago. El ácido clorhídrico es un ácido muy potente que desinfecta totalmente el alimento. Por eso podemos comer cualquier porquería, que el ácido clorhídrico la va a desinfectar para que la digestión continúe. Pero esto, como casi todo en la vida, es un arma de doble filo, porque a veces ese ácido se genera sin que haya alimentos y puede provocar úlceras, por ejemplo cuando sentimos estrés. El estrés es muy malo, en ocasiones activa hormonas que actúan de forma incorrecta y mandan mensajes por su cuenta sin ser reales, lo que nos puede ocasionar un gran problema.

En el estómago cuando ya están los alimentos batiéndose y el ácido clorhídrico está desinfectando, aparece una enzima llamada pepsina. Ésta se activa gracias al ácido clorhídrico cuando hay proteínas entre los alimentos, y es la encargada de triturarlas. Como hemos visto antes, los carbohidratos se empiezan a digerir en la boca, y las proteínas, en el estómago. La pepsina es la única enzima que trabaja en el estómago. ¡Ah! El estómago también produce moco, y una cosa superimportante para que se pueda absorber en el intestino: la vitamina B12, el factor intrínseco. En el estómago se absorbe agua, alcohol (por eso cuando bebemos con el estómago vacío nos sube tan rápido) y fármacos.

Seguimos haciendo la digestión. Los alimentos se están batiendo, el ácido clorhídrico los está desinfectando, la pepsina está triturando las proteínas y nuestro cuerpo segrega «moco» para que toda esa mezcla avance mejor. En función de los alimentos, de la cantidad que comamos, de cómo los preparemos, etcétera, el estómago puede tardar en hacer este proceso ¡una hora, tres horas o más! Pero el tiempo de la digestión también depende de factores externos como el estrés, que paraliza o hace más lenta la digestión. Las hormonas del estrés son las mismas que las de nuestros antepasados que vivían en las cavernas, y para el cuerpo estrés quiere decir ¡¡¡¡¡correeee!!!!!, por si viene el león y nos come. Como es normal, ante tal acontecimiento el cuerpo prefiere correr que hacer la digestión, pero no puede hacer las dos cosas, o corre o digiere. Por eso la predisposición a comer y comer tranquilo es tan importante. Si comemos estresados, mandamos sensaciones al cerebro que lo confunden. El cerebro cree que está en una situación de peligro, entonces la digestión la «deja para luego» y se centra en ese peligro que le acecha (que en realidad no lo hay). Y esto es un problema grande, pero ya hablaremos de él más adelante. Vamos a seguir con nuestro camino por el cuerpo. Al final, lo que consigue el estómago con todo este trabajo es hacer una pasta uniforme, el quimo. Esta pasta ya está preparada para continuar su camino. Llega a la parte de abajo del estómago y se encuentra con otra «compuerta», el píloro. Éste es mucho más cuidadoso al abrirse porque tiene que dejar pasar el alimento poco a poco, pues llega al intestino delgado, que es en extremo sensible.

El intestino delgado

Como todos sabemos, el intestino delgado es muy largo pero también muy fino. Tiene tres partes: duodeno, yeyuno e íleon. La primera es el duodeno, que está justo al final del píloro. Aquí «empieza el asunto». Nada más entrar, toda esa pasta que sale del estómago cae en una «fosa» llamada bulbo duodenal o ampolla de Vater (ojito con el nombre) y es aquí donde se vierte todo el cargamento de enzimas pode-rosísimas para terminar, o por lo menos intentar, de digerir todo. Esto es un poco complicado de explicar, pero a ver si me aclaro.

Hay que recordar que lo que sale del estómago es muy ácido, pues aquí tiene que ser todo lo contra-rio porque si no ese ácido nos podría dañar, además todo ese cargamento de enzimas que tienen que tra-bajar en el intestino sólo saben hacerlo en un entor-no alcalino. Entonces la pasta tiene que salir poco a poco para que ese pH ácido pase a pH alcalino. Esto se consigue gracias al agua y al moco que segrega el intestino, y al bicarbonato que segrega el intestino pero también el páncreas. Ellos se encargan de neu-tralizar el pH ácido que sale del estómago (está entre 1,5 y 3) para que empiece a actuar el pH alcalino del intestino (entre 7 y 8). Ahora sí está todo preparado en el intestino para que el batallón de enzimas que salen por el tobogán del páncreas se unan a las del intestino y terminen de minimizar los hidratos, las proteínas y las grasas. Para que las enzimas puedan trabajar las grasas necesitan refuerzos que consiguen gracias a la bilis, que sale de la vesícula biliar, para emulsionarlas. Y, claro, quienes dan la orden para su-bir el pH, para neutralizar el ácido y mandar las en-zimas pancreáticas e intestinales, son las hormonas (las más importantes secretina y colecistoquinina). Los hidratos de carbono ya se han transformado en azúcares simples; las proteínas, en aminoácidos, y las grasas, en ácidos grasos (y glicerol). Los hidratos, proteínas y las grasas (sólo las más pequeñitas) pasan al interior del cuerpo por la sangre, y las grasas más grandes (como el colesterol), por la linfa. Es en el duodeno donde realmente empiezan a digerirse los alimentos.

El cambio de pH es muy delicado y no sólo le influyen los nutrientes, sino que también le influye mucho el estrés. Cuando el píloro no trabaja bien, por ejemplo si estamos sometidos a estrés, es muy peligroso porque se crean muchas úlceras. De hecho, hay más úlceras en la parte de abajo del estómago que en la parte de arriba. La úlcera fastidiosa es la duodenal porque ahí lo que entra es el ácido en el intestino y en ese momento inicia el caos.

Es en el intestino delgado donde se completa la digestión de todos los alimentos y donde se absorben los productos terminales de la digestión o nutrientes. Por eso, cuanto mejor esté el intestino mejor será la asimilación de los nutrientes en el yeyuno e íleon, porque la absorción es selectiva (menos mal). Si el intestino está en buen estado, será capaz de discernir bien entre lo bueno y lo malo, pero si no

es así se pueden «colar» al interior cosas que no nos
vienen bien o irse otras que sí necesitamos. Por eso
a lo largo de todo su recorrido tenemos una barrera
fundamental, la flora intestinal, tan conocida por los
anuncios de yogures (hay miles que hablan de lo que
ayudan a la flora intestinal). La flora intestinal desempeña un papel protagonista en la digestión porque
es la que hace el proceso final, y su buen estado es
imprescindible para nuestra salud general. Ella también ayuda a digerir los alimentos, además, pone
a nuestra disposición compuestos útiles para el metabolismo y la defensa del intestino contra agentes
extraños, incluso es capaz de transformar productos
de desecho en útiles, también sintetiza vitaminas (como la K y la B), impide la putrefacción y proliferación
de microorganismos, sintetiza sustancias antibióticas,
por ejemplo, los famosos lactobacilus y acidophilus.
Por tanto, sólo una flora intestinal sana salvaguarda
una buena absorción y garantiza la eficacia de nuestro sistema inmunitario (muchas veces la gente pro-
pensa a catarros tiene el intestino sucio).

Por cierto, existe mucha confusión entre los
probióticos y prebióticos. Los prebióticos son los que
estimulan el crecimiento y la actividad de la flora
intestinal (son su comida) y los probióticos contribuyen al equilibrio de la misma (son su manteni-

miento) garantizando una buena higiene digestiva y regulando las funciones del colon, porque mejora el tránsito y los trastornos digestivos. La mejor forma de cuidar tu flora intestinal es con los alimentos, comiendo bien.

El intestino grueso

Después del intestino delgado llega el intestino grueso. El intestino delgado se comunica con el grueso a través de una válvula que impide que la materia fecal (lo que empieza a ser eso que estás pensando) vuelva al intestino delgado. Esta válvula llamada ileocecal (de ella cuelga el apéndice cecal, el de la apendicitis), además consigue que no salga al exterior todo demasiado rápido. Las partes más importantes del intestino grueso son el ciego, el colon y el recto. En el intestino grueso no se generan enzimas para la digestión pero sí moco. Aquí se forman las heces con los desechos de la digestión (bacterias muertas, grasa, sustancias inorgánicas, proteínas, restos no digeribles, porquerías celulares...) y se absorbe agua (ésa nunca se desperdicia) para que su eliminación sea más fácil. El siguiente paso es expulsarlos de nuestro cuerpo, que esto no creo que haga falta contarlo...

El hígado y el páncreas

Hay dos órganos que no están dentro del «circuito» de la digestión pero que tienen un papel protagonista en la película. Son el hígado y el páncreas. Una vez absorbidos todos esos nutrientes en el intestino, los que han pasado, toman el autobús y se van del tubo digestivo para empezar a metabolizarse, o sea, a utilizarse, a sacarles partido. Hay dos líneas de autobús, una sanguínea, la de la vena porta, que lleva directamente al hígado los hidratos, las proteínas y las grasas más pequeñas, y otra linfática, la linfa se encarga de transportar las grasas más grandes (las grasas al no ser solubles en agua necesitan un transporte especial). El hígado tiene un papel fundamental en el metabolismo. Es el primero que recibe los nutrientes y después de todo lo que han pasado los pone «guapos». Primero los limpia, los filtra... Luego los almacena (por ejemplo, la glucosa, el hierro, las vitaminas...), a continuación los distribuye (envía proteínas donde hagan falta, envía más glucosa a los músculos, forma la bilis para luego almacenarla en la vesícula biliar, el colesterol, etcétera). Podríamos decir que el hígado es el director de logística del cuerpo. Él decide dónde va cada cosa.

El páncreas también tiene mucho trabajo que hacer porque además de fabricar las enzimas para poder hacer la digestión también fabrica la insulina y el glucagón. Las dos son hormonas imprescindibles para muchas cosas, pero sobre todo para regular el nivel de azúcar en la sangre. La insulina trabaja cuando hay mucho azúcar en la sangre (que por cierto lo saca superrápido, es muy buena en su trabajo) porque si hay demasiado azúcar, al ser tan «pegajosa», entorpece todo; pero no sólo se ocupa del azúcar, también de las proteínas y de las grasas, que es imprescindible para que nuestro organismo utilice correctamente los alimentos facilitando el paso de la glucosa, los aminoácidos y los ácidos grasos a las células. Una vez que están dentro, también favorece las reacciones químicas tanto para la combustión de la glucosa —o lo que es lo mismo, para obtener energía— o para todo lo contrario, para almacenarla en forma de grasa (en el tejido adiposo) o glucógeno (en los músculos), favoreciendo el «almacenaje» general de todo. Y luego está su hermano el glucagón, que es más como un mensajero que sale para decirle al hígado que hace falta azúcar en la sangre, por ejemplo, cuando estamos mucho tiempo sin comer.

LA IMPORTANCIA DEL ORDEN

Nuestro organismo está compuesto por billones de células, más de setenta billones. Son células que trabajan para que nosotros podamos vivir.

Las células son muy diligentes. Están siempre en marcha para que nuestro cuerpo funcione pero para ellas el orden en el trabajo es fundamental, la improvisación la llevan muy mal. Realmente vivimos rodeados de orden, el día tiene un orden (primero la mañana, luego la tarde, luego la noche), el año tiene un orden (marcado por las estaciones), para ir por la carretera vamos en orden, cuando vamos a un hospital, entramos a ver al médico en orden... Nos rodea el orden en todos los sitios y en casi todos lo respetamos. Nuestras células tienen un orden muy marcado para comer, para eliminar, para descansar... Ese orden lo exigen por nuestro bien, para poder hacer su trabajo de la mejor forma posible y cuando las sacamos de ahí, vienen los problemas. Si nosotros alteramos el orden es cuando nuestras células se descolocan y tienen que trabajar el doble, porque nuestro cuerpo, aunque no lo cuidemos, va a trabajar siempre por salir adelante, hará cuanto le haga falta para sobrevivir... Trabajará el doble, el triple, hasta donde llegue, pero no va a dejar de luchar nunca.

Tiene un instinto de supervivencia brutal. Ahora, esto lo agota, lo debilita, con lo cual no es bueno dejarle que luche solo. Hay que ponerle las cosas lo más fácil posible para que en el momento en el que necesite luchar de verdad, esté fuerte y preparado, y no agotado y sin recursos.

¿Cómo podemos ayudar a nuestras células para que estén bien? Poniéndoles las cosas fáciles para que el funcionamiento de nuestro cuerpo sea perfecto.

Capítulo 4

Las enzimas.
La fuente de la salud

Descubrí las enzimas hace tiempo y no fue por gusto. Como lo he contado en la introducción, por culpa de una «galleta» que me dio alergia, sufrí un envenenamiento que derivó en una pancreatitis. Al darme de alta en el hospital, el médico me recetó varias cosas para prevenir otro ataque como el que había tenido y me dio un medicamento que tenía que tomar todos los días antes de las comidas, Pankreoflat, porque tenía el páncreas muy tocado debido al ataque que había sufrido mi cuerpo. Soy una persona a la que nunca le ha gustado tomar medicamentos, siempre he sido más de plantas, pero no me encontraba nada bien y me daba tanto miedo volver a sufrir otra anafilaxia que me hubiera tomado lo que fuera dejando de lado cualquier convicción que pudiera poseer. Fui a la farmacia a comprar todo lo que me habían recetado: Ebastel forte, Dacortin, Polaramide, dos inyecciones de adrenalina (porque si vuelvo a tener otro ataque alérgico me puede salvar la vida) y Pankreoflat. Estaba claro que el Pankreoflat era para el páncreas (no puede tener un nombre más evidente), pero yo pensaba que iba a ser un medicamento fuerte. Cuando el farmacéutico me lo dio le pregunté si tenía que tomarlo de alguna forma especial a ver si me iba a dañar el estómago o tenía algún efecto secundario «raro». Se me quedó mirando y me dijo que sólo eran enzimas, que las podía tomar antes, durante o después de cada comida, todas las veces que quisiera. «Sólo eran enzimas» y yo no tenía ni idea de qué eran las enzimas. Fue comenzar a tomar las enzimas y empezar a tener muy buenas digestiones. La verdad es que al principio pensaba que no tenía relación, pero me fui de viaje a las tres semanas y no me las llevé. Volví a tener problemas a la hora de hacer la digestión. Cuando comía un poco más de la cuenta, me sentía muy pesada y me daba la impresión de que me costaba mucho hacer la digestión. Cuando regresé a Madrid, las volví a tomar y todo perfecto. Desde el envenenamiento me gusta saber todo lo que tiene que ver con el cuerpo, así es que leí el folleto completo de Pankreoflat para ver cuál era su composición y fue la primera vez que oí hablar de la amilasa, la lipasa y la proteasa. Tres enzimas que son fundamentales para la digestión. Profundicé más en las enzimas con mis estudios y descubrí que son las que tienen la llave maestra para estar sano.

¿Qué son las enzimas?

Las enzimas podríamos decir que son el «elixir de la vida». Así como Asterix tenía un elixir que le daba fuerza, nosotros seríamos invencibles si tuviéramos un botellita de elixir con enzimas que nos pudiéramos tomar todos los días.

Pero ¿qué es una enzima en realidad? Según el diccionario, las enzimas son: «moléculas formadas principalmente por proteína que producen las células vivas y que actúan como catalizador y regulador en los procesos químicos del organismo. Las enzimas son esenciales para el organismo». La última frase es demoledora, «son esenciales para el organismo». Esencial según el diccionario significa «imprescindible». Las enzimas son imprescindibles en los procesos químicos del organismo. De todo el cuerpo, de todos los órganos. Las enzimas participan en todo.

Imagina que el cuerpo es un juego de una videoconsola. En esos juegos hay un personaje que va avanzando sorteando pruebas para pasar de nivel. Pues, en la digestión, las enzimas son las que te ayudan a pasar a otro nivel. Ya hemos visto en el capítulo anterior cómo es el proceso de la digestión. Por ejemplo, en el estómago, para pasar de "nivel" al intestino, las enzimas son las que te van a ayudar a triturar los alimentos para que puedan pasar, si ellas no intervienen, no pasan o pasan mal (que es peor). En el intestino delgado está uno de los "niveles del juego" más complicados de la digestión, con lo cual ahí es donde más enzimas intervienen, porque ahí sí que no pasas de "nivel" como no haya suficientes enzimas haciendo su trabajo. Las enzimas tienen la llave para descomponer los alimentos para que lleguen a ser parte de nosotros a través de la piel, del corazón, de los ojos... Pero las enzimas no sólo intervienen en la digestión, intervienen, como dice la definición, en todos los procesos químicos del organismo. Desde la contracción cardiaca hasta la formación de la piel, pasando por el transporte de los glóbulos rojos. Todo, todo, todo, todo tiene que ver con las enzimas. Cada acción de nuestro cuerpo está controlada por las enzimas.

La enzima es un biocatalizador. Vuelvo al diccionario para decirte que un biocatalizador es «una sustancia que acelera las reacciones químicas en el organismo de los seres vivos». ¿Esto qué significa?, pues que acelera los procesos que pasan dentro de nuestro cuerpo. Por ejemplo, es como si tuvieras que picar una cebolla en trozos muy pequeños. Con un cuchillo te podrías pasar una hora, con una picadora lo haces en tres segundos. Pues en este caso las enzimas serían la picadora.

¿Cuántas enzimas hay?

Hay más de cinco mil tipos de enzimas, que se encuentran por todo el organismo, dentro y fuera de las células. Hay tantas porque cada enzima hace una cosa diferente. Cada una tiene su trabajo y sólo pueden actuar sobre las moléculas para las que están adaptadas. Cada parte del cuerpo tiene sus propias enzimas que intervienen en las reacciones químicas de esa parte. En la digestión están presentes en todo el recorrido. Por ejemplo, en la boca está la ptialina, que es la primera que entra en contacto con los alimentos y se hace cargo de los hidratos de carbono. En el estómago está la pepsina, que es la que se encarga de las proteínas. Luego en el intestino delgado aparecen un montón de enzimas que se unen a las

que envía el páncreas, la lipasa, la amilasa, la proteasa, la sacarasa... Hay muchas en ese punto porque es
el más importante de la digestión. Ahí es donde se
decide qué parte del alimento que hemos comido pasa
al torrente sanguíneo o la linfa para ir al hígado y que
desde ahí sea repartido por el organismo o qué se va
a la puerta de salida.

Las enzimas son fundamentales para la salud,
por ejemplo, ¿cuál es el problema de la gente que,
como yo, es intolerante a la lactosa? Pues que tenemos
un déficit de la enzima lactasa, que es la encargada de
descomponer la lactosa, que es el azúcar de la leche.
Podemos tomar leche y como tenemos otras enzimas
la vamos sobre llevando, pero nunca nos encontramos
del todo bien cuando la bebemos. Otro caso puede
ser el de las migrañas. Se está demostrando que las
personas que padecen migrañas (entre las que me incluyo) la sufren por el posible déficit de una enzima
que ayuda a descomponer algunas proteínas. Si esas
proteínas no se trituran bien, se acumula mucha histamina, que está muy relacionada con la inflamación.
Yo desde que cuido mi forma de comer y me preocupo de mis enzimas sufro muchas menos migrañas que
antes, aunque todavía tengo de vez en cuando, pero
me suele pasar cuando como mucha proteína. O los
intolerantes o alérgicos al gluten (tan de moda en nues-

tros días) porque no tienen, o si la tienen es débil, la enzima que descompone la gliadina, una proteína del gluten, y éste al ser pegajoso irrita mucho el intestino.

Volvamos a mi historia. Nos habíamos quedado en que yo tomaba Pankreoflat todos los días y me sentaba muy bien. Tomé varias cajas hasta que estudiando descubrí de dónde venían las enzimas y me di cuenta de que estaban en sitios donde era muy fácil encontrarlas.

¿De dónde vienen las enzimas?

No se sabe cómo se forman las enzimas. Por más que se ha estudiado, nadie ha encontrado de dónde vienen. El doctor Hiromi Shinya, autor del famoso libro *La enzima prodigiosa*, cree que hay unas enzimas madre que dan origen a todas las enzimas que van por nuestro cuerpo. Estas enzimas madre se encargarían de producir las enzimas que necesita el páncreas, las que necesita el hígado, las que necesita el corazón... Porque todas son diferentes. Cada enzima es especialista en una cosa. La que sirve para triturar los hidratos de carbono no se puede poner a triturar proteínas, por eso se cree que las enzimas madre son las que se encargan de crearlas según las necesidades de nuestro cuerpo.

Las enzimas son fundamentales para el mantenimiento del cuerpo, incluso pueden curarlo, pero son limitadas. Es decir, hay que usarlas poco a poco porque se pueden agotar. Ésta es una teoría del doctor Edward Howell llamada «potencial enzimático». Según este doctor, cuando las enzimas se acaban, la vida se termina. Cada uno de nosotros nace con un determinado número de enzimas. Unas personas nacen con una cantidad muy grande de enzimas y aunque no se cuiden pueden comer de todo porque tienen muchas enzimas para luchar, otras nacen con menos o con algunas débiles y tienen una digestión débil, pero eso se puede corregir intentando ganar enzimas para nuestra propia «cuenta». Yo soy un ejemplo, me han dado cuatro anafilaxias, pero desde que me involucro en lo que como estoy como una rosa.

NO TOQUEMOS LOS AHORROS

Nosotros tenemos que intentar gastar pocas de nuestras enzimas para que nos duren lo máximo posible. Imagínate tus ahorros, cuanto más dinero ganas, menos tendrás que sacar de los ahorros. Podrás adelantar dinero, pero luego, si lo ganas, lo vueleves a recuperar. Este ejemplo es muy claro, si no trabajas y no ingresas más dinero al final los ahorros se acaban y te quedas sin nada.

Tranquilos, conseguir enzimas es muy fácil, más fácil que incrementar nuestros ahorros, es algo tan simple como comer. Muchos alimentos vivos llevan enzimas, así que lo que hay que hacer es ingerirlos. Es importante el término «vivo». Un jitomate es un alimento vivo, pero está vivo cuando se toma de la planta y al cabo de un tiempo normal, lo consumimos. Un jitomate que pasa meses en una cámara, es transportado en un camión y dejado en un supermercado durante días, de vivo tiene poco. Al comerte un jitomate vivo ingieres muchas enzimas (aparte de vitaminas y muchas cosas más). Pero las enzimas, como las cosas más valiosas, son muy sensibles y en cuanto pasa mucho tiempo se pierden. Las enzimas que tiene el tomate van muriendo y a medida que pasa el tiempo las condiciones empeoran para ellas. El frío, el calor excesivo..., todo eso va acabando con las enzimas de los alimentos y, al consumir un tomate que ha sido recogido hace meses, pues al llegar a tu mesa, no conserva ninguna enzima. Es muy importante ingerir enzimas para no tener que tomar de nuestra reserva, que es limitada (nuestros ahorros). Por eso es altamente aconsejable comer alimentos de calidad, de tu región y de la época del año en la que estemos porque son los que están llenos de enzimas y nos van a ayudar a estar más sanos.

Cada vez hay más gente intolerante a alimentos. Esto puede deberse a que cada vez consumimos más rápido algunas de nuestras enzimas y no las suplimos con lo que comemos, con lo cual nos vamos quedando sin algunas de ellas que son fundamentales para triturar los alimentos, y en definitiva, para darnos calidad de vida.

LA GENERACIÓN ANTERIOR

Te voy a poner un ejemplo de una vida sana. Un ejemplo del que me siento muy orgullosa, mi padre. Mi padre es un hombre que tiene ya 85 años. Tiene una salud envidiable y nunca lo recuerdo enfermo. Mi padre ha sido una persona que trabajaba en el puerto de Vigo y no se cuidaba especialmente. Es un hombre que siempre ha comido fresco y siempre ha tenido muy buen talante (y eso que ha tenido siete hijos). Comía mucho pescado que recogía en la lonja del puerto desde pequeño y comía mucha verdura de la zona, la que siempre ha comprado en el mercado, que es la verdura de temporada, y claro, él ha ido renovando sus enzimas día a día, con lo cual

ha llegado a los 85 años con el depósito lleno y preparado para luchar contra cualquier enfermedad que
se le presente. Como mi padre, muchos de sus padres
seguro que hacían lo mismo y por eso la gente mayor de hoy tiene mejor salud (en general) que la que
va a tener nuestra generación. Hoy en día podemos
encontrar piña en diciembre, naranjas en febrero,
camarones de Chile... De hecho, a la gente de la
generación de mi padre les llama muchísimo la atención la variedad de productos que hay actualmente
en el supermercado. Él comía las fresas en verano
y si había una climatología adecuada para que la
cosecha fuera buena. Al día de hoy no hay forma
de convencerlo de que se coma una piña en invierno, gracias a Dios. Si lo pensamos fríamente, es una
pena que lo que valoramos en el supermercado sea
la variedad y no la calidad, y eso le está pasando
factura a nuestro cuerpo. Cuidarnos sólo significa
ponerle las cosas fáciles a nuestro cuerpo para que
pueda hacer su trabajo y ni eso hacemos. Todos
vamos a vivir de ese «banco» que hemos heredado,
que son nuestras enzimas. Algunos podrán vivir
hasta los 100 años bien pero a otros a los 50 se les han
podido acabar los «ahorros» y ya empiezan con la diabetes u otras enfermedades porque no han cuidado su
«cuenta bancaria». La genética predispone pero no

determina. Si tú te cuidas teniendo una capacidad digestiva media, pero te preocupas de protegerte con alimentos que son buenos (se podría incluso tratar el alimento como medicina, como decía Hipócrates), tu cuerpo te lo agradecerá con una piel y un pelo bonitos, con sueños placenteros, manejando de mejor manera el estrés, con un corazón fuerte, una sangre limpia... Si no te cuidas, lo que haces es que obligas a tus órganos a trabajar mucho más de lo que pueden. Cada uno en nuestro trabajo tenemos un horario. Trabajamos, por ejemplo, ocho horas. Algún día, por algo ocasional, podemos quedarnos hasta tarde trabajando. Lo podemos hacer un par de días, incluso una semana llegando a estar agotados, pero si alargamos más tiempo este sobreesfuerzo, reventamos. Pues a nuestros órganos les pasa lo mismo, por tanto, seamos buenos empresarios y no explotemos a los trabajadores que tenemos internamente, que nos montarán una «huelga general» que puede ser definitiva.

¿CÓMO TRABAJAN LAS ENZIMAS EN LA DIGESTIÓN?

Las enzimas que intervienen en la digestión están a lo largo de casi todo el tubo digestivo. Desde la boca hasta el intestino delgado. En cada parte del cuerpo hay unas enzimas especializadas para trabajar el alimento y que éste vaya pasando a otro «nivel». Todas las enzimas que intervienen en el aparato digestivo se encargan de ir triturando el alimento para que, paso a paso, se vaya haciendo más pequeño y cuando llegue al intestino pueda pasar al torrente sanguíneo, de ahí al hígado y de ahí alimente a nuestras células, que es en lo que se basa realmente todo. Para que lo entiendas mejor, imagina que nos comemos un edificio (hay gente que come cosas peores). Un edificio que está compuesto por ladrillos (que podrían ser las proteínas), cemento (que podrían ser las vitaminas), las ventanas (que podrían ser los hidratos de carbono), las puertas (que podrían ser los minerales) y las tejas (que podrían ser las grasas). Pues las enzimas se van a encargar de desmontar ese edificio en diferentes procesos para que cuando llegue al intestino le pueda dar al cuerpo, los ladrillos por un lado bien apilados, el cemento por otro lado limpio y sin grumos, las ventanas por otro lado para que las distribuya como quiera, y las tejas, bueno, las tejas que son las grasas que van a necesitar otros «trabajadores» para que se hagan cargo de ellas. La primera enzima que aparece para trabajar con los alimentos que consumimos es la ptialina, una enzima que está en la boca y cuya «especialidad» es triturar los hidratos de carbono. Cuando la comida entra en la boca, nuestro cuerpo reconoce que hay hidratos de carbono y le dice a las glándulas salivares: «Manda ptialina a la boca que ha entrado gente». Las glándulas salivares mandan las enzimas y éstas van a tomar a los carbohidratos y les van a decir: «vénganse ustedes para acá que los voy a triturar para que puedan pasar al siguiente nivel porque en el siguiente paso no van a encontrar ustedes a nadie que los triture y no van a poder llegar al torrente sanguíneo con ese tamaño». Cuando una enzima te habla con tanta educación, dejas que triture todo lo que quiera... La ptialina se pone a triture los carbohidratos. En el estómago la proteína se encuentra con la pepsina, la enzima que se encarga de triturarla. Al llegar el alimento al estómago, aparece la pepsina y llama aparte a las proteínas: «Buenas tardes, las tengo que triturar para que les vaya mejor y no tengan problemas para dar el siguiente paso porque si no, con ese tamaño, el intestino las va a expulsar.» La pepsina tritura a las proteínas que quieren llegar lo más lejos posible. Cuando la comida llega al intestino, entra en juego el páncreas, el comandante jefe de las enzimas. El páncreas manda, por un tobogán que llega al intestino, un gran batallón de enzimas para que se pongan a «picar» todo lo que alcanzan y se tienen que poner a «picar» bien porque hay que desmenuzarlo todo para que tenga un tamaño que pueda entrar en el torrente sanguíneo. Ahí cada enzima se pone a trabajar con lo que le toca y trabajan a la vez. Por ejemplo, ahí aparece la lipasa, que con la ayuda de la bilis que forma el hígado, se hace cargo de triturar las grasas, y otras enzimas siguen triturando el alimento que hay para que se quede todo líquido. La lipasa, como te acabo de decir, trabaja ayudada por la bilis, el resto de enzimas nunca trabajan solas. Siempre trabajan ayudadas por minerales, otras trabajan ayudadas por vitaminas... Siempre cuentan con ayuda para que su trabajo sea más efectivo, por eso, las enzimas son muy importantes pero los «ayudantes» que tienen también. Esos ayudantes, las vitaminas y los minerales, son imprescindibles, son como los semáforos, les dicen a las enzimas cuándo tienen que empezar a trabajar o cuándo tienen que parar. Imagínate si no, con lo efectivas que son, si fueran libres, no dejaban títere con cabeza. Es, por ejemplo, uno de los problemas de la pancreatitis, si las enzimas se activan en el páncreas se lo pueden llegar a «comer».

¿Por qué son tan importantes?

Como hemos visto y dice su definición, las enzimas son fundamentales. Como dice el doctor Hiromi Shinya, el cuerpo tiene la capacidad milagrosa de curarse a sí mismo. La medicina te puede ayudar en casos de emergencia pero sólo el cuerpo es capaz de restablecer el equilibrio para curarse. Por eso hay que tener el cuerpo fuerte y la cuenta de «ahorros» del banco llena de dinero para que cuando haya que afrontar algún gasto extra, tengamos liquidez. Hay que luchar por mantener nuestras enzimas el mayor tiempo posible para que a nuestro organismo nunca le falten y eso está en nuestra mano. Sólo tenemos que reponerlas comiendo alimentos vivos de calidad. Nosotros, desde que somos engendrados, estamos predeterminados por una genética pero está en nuestra mano estar más sanos. Depende de nosotros estar sano o enfermo y no nos lo terminamos de creer. Creemos que hay un montón de enfermedades que son hereditarias (que las hay), pero muchas de ellas se pueden retrasar o controlar cuidando los alimentos que tomamos y reforzando nuestras enzimas. Se han hecho estudios científicos sobre esto separando a dos hermanos gemelos. Se alimentaban de forma distinta, a uno con alimentos frescos, de temporada, sin grasas trans, y al otro con alimentos preparados, harinas refinadas, repostería industrial. Después de un tiempo quedaba patente cuál era el hermano con salud y mejor aspecto y cuál no. Estoy segura que tú también lo sabes... Lo vuelvo a repetir y lo voy a repetir con frecuencia en el libro, es muy sencillo cuidarse y estar sano. Simplemente hay que comer alimentos frescos y lo más naturales posibles para rellenar nuestro banco de enzimas y darle a nuestro cuerpo lo que necesita, hacer ejercicio moderado, descansar y tener una actitud positiva. Voy a insistir mucho a lo largo de este libro en estos puntos básicos porque son la clave de la salud y del peso.

¿CÓMO PODEMOS CUIDARLAS?

Nosotros tenemos un banco de enzimas para digerir y asimilar los alimentos. En algunos casos se pueden tener pocas o tenerlas «perezosas» pero no pasa nada, comemos alimentos ricos en enzimas y listo. Para eso tienen que ser frescos y estar muy poco cocinados. No digo con esto que haya que comer todo crudo, no, para nada. Y por supuesto beber agua, que es el vehículo para todo dentro del cuerpo, es la que lleva las cosas y la que las saca. De hecho, cuando un campo está seco es porque no tiene agua, no hay movimiento, no hay vida y la poca que pueda haber está aletargada. Por tanto, alimentos frescos, crudos y agua para rellenar el depósito de enzimas. Pero, y esto es muy importante, para mantener las que vienen con nosotros desde que nacemos, si ésas no las queremos malgastar, tenemos que comer pocas grasas saturadas y trans, pocas calorías vacías (que no sólo están en el alcohol, sino también en el azúcar blanco), pocos alimentos de mala calidad (que ya todos sabemos cuáles son) e intentar controlar bien el estrés.

Apunte: una caloría vacía es aquella que solamente tiene energía. Son como calorías desnudas, por ejemplo, el azúcar blanco está desnudo porque no tiene minerales ni vitaminas que se han sacado en el proceso de refinado; al tener sólo energía, el organismo, o lo que es lo mismo las enzimas, para poder utilizarla (y encender la chispa para que se haga el contacto y genere calor) tiene que «vestirla» y sacar vitaminas y minerales de otras partes del cuerpo. Las enzimas sí o sí las necesitan para poder trabajar. Por eso es tan importante comer los alimentos lo más parecido posible a su estado natural, es como más equilibrados están.

LAS ENZIMAS ESTÁN EN TODOS LOS SERES VIVOS

Las enzimas están en todos los seres vivos, en los animales, las plantas... En todos y con todos trabaja de la misma forma que te he contado en este capítulo. Yo desde que descubrí el poder de las enzimas, no sólo cambié mi dieta, cambié también la dieta de mis perros. Soy una amante de los perros, en casa siempre hemos recogido a perros abandonados, llegando a tener más de la cuenta (una locura). Siempre les he intentado dar de comer lo mejor. Les daba alimentos preparados de primera categoría. Me sorprendió mucho cuando a uno de ellos le detectaron cáncer. Hablando con la veterinaria, le comenté que me parecía raro que un animal tuviera una enfermedad que no es propia de él. Ella me comentó que desde hace un tiempo los animales de compañía estaban empezando a padecer enfermedades que antes no tenían o no se detectaban, como algunos tipos de cáncer, diabetes, sobrepeso... Yo, que siempre le estoy dando la vuelta a los alimentos, analicé los alimentos preparados que comían mis perros. Son completísimos, tienen proteínas, minerales, fibra, vitaminas, grasas. Tienen de todo, pero todo seco. Mis perros, como yo, tienen un banco de enzimas que les viene dado y que si no van renovando, se agota. Ellos estaban muy bien alimentados pero no comían alimentos «vivos». Ahora les doy siempre una parte de alimentos preparados (porque es muy completo) pero se lo mezclo con alimentos vivos para que vayan reponiendo sus enzimas. Los perros no tienen un sistema digestivo como el nuestro, por lo que no pueden comer todos los alimentos que nosotros comemos, pero sí hay algunos que es bueno que coman. Por ejemplo, a los míos les doy manzana, pera, zanahoria y les pongo trozos de proteína animal, pescado o huevos. Un día les pongo levadura de cerveza; otro, una cucharada de germen de trigo. Lo que hago siempre es darles algún alimento que tenga enzimas para que no necesiten gastar todas las que tienen. La verdad es que estoy muy contenta con el resultado. Están muy bien y eso se les nota en el pelo. Antes se les caía bastante y dejaban la casa que parecía una peluquería. Ahora lo mudan cuando lo tienen que hacer, y si no, no se les cae. Mejor para ellos y mejor para mí que me he ahorrado unas horas barriendo.

Capítulo 5

Las dietas. Los hidratos engordan, las proteínas adelgazan y las grasas nunca. Error

Quiero dejar claro desde el principio de este capítulo que estoy en contra de las dietas. Sólo la palabra «dieta» ya suena mal, suena negativa. Cuando alguien dice «estoy a dieta», el que pregunta siempre piensa «pobre...». La dieta está relacionada con castigo, con quitarnos cosas que nos hacen disfrutar, con pasar hambre, con esfuerzo, con ser infeliz. Por eso yo prefiero hablar de un cambio de hábitos y de alimentos porque realmente creo que es lo que debe ser.

Como ya he contado, yo he hecho casi todas las dietas del mercado y ninguna me ha funcionado.

Y creo que a nadie le ha funcionado cuando se prueban tantas y aparecen miles nuevas cada seis meses. ¿Cuántas personas conoces que están siempre a dieta? Muchas. Eso quiere decir que esas dietas fallan porque si no la gente estaría delgada. Cada dieta culpa a «alguien» de engordar y lo elimina de golpe y porrazo de nuestro entorno.

Ningún alimento natural es muy malo o el peor, ni otro es muy bueno o el mejor, sólo hay que saber utilizarlos. Es como si queremos ponernos un abrigo en verano, que es de muy buena calidad, pero aun así, en verano no nos ayuda, o al contrario, si nos ponemos una blusa de seda en pleno invierno, que aunque sea muy bonita y la seda de primera calidad en pleno invierno nos ayuda poco.

ESTÁN DE MODA LAS PROTEÍNAS

Ahora estamos con la moda de las dietas a base de proteínas que adelgazan un montón. Todo el mundo dice que hay que comer proteína que adelgaza, y venga proteína en el desayuno, proteína en la comida, proteína en la cena, a media mañana, a media tarde..., pues yo estoy totalmente en contra de comer tanta proteína. Todo el mundo habla de los hidratos como si fueran el diablo, que si no se pueden comer, que si engordan, que si nunca por la noche, pues yo estoy totalmente en contra. Todo el mundo dice que no se puede comer aguacate ni aceitunas ni frutos secos ¡¡que tienen mucha grasa!! Todo el mundo odia a las grasas, pues yo las adoro. Éste es el momento en el que seguro piensas que estoy loca y dejas de leer el libro... No lo dejes, por favor, deja que te explique por qué estoy a favor de los dos «apestados» por la gente que quiere adelgazar. Primero te diré que yo he hecho mil quinientas dietas y seguro que me quedo corta y con ninguna he durado más de un mes porque no me encontraba especialmente bien o tenía una ansiedad que en cuanto tenía un bajón moral, me rebelaba contra mí misma y me comía todo lo que encontraba, recuperando los kilos perdidos y llevándome de regalo dos o tres kilos extra. Con mi cambio de hábitos y comiendo de todo (proteína, hidratos de carbono y grasas) te puedo asegurar una cosa, a los 40 años tengo menos celulitis, peso diez kilos menos, tengo mejor el pelo, la piel tersa, duermo mejor, no me falla la memoria (bueno, casi nunca) y mis análisis salen perfectos. ¿Qué más se puede pedir?

Te propongo que conozcamos bien qué es una proteína, un hidrato de carbono y la grasa y, luego, ya decidimos si los insultamos porque nos ponen como «vacas» o les pedimos perdón por haberlos criticado tantas veces.

LOS HIDRATOS DE CARBONO, LOS SEÑALADOS

Los hidratos de carbono tienen muy mala fama y es una mala fama completamente injusta. A ver, vamos a repasar datos reales, objetivos: si un gramo de hidratos de carbono tiene cuatro kilocalorías y un gramo de proteínas tiene cuatro kilocalorías, ¿por qué las proteínas sí y los hidratos no? Si calóricamente ambos tienen el mismo valor por gramo, ¿por qué les ponemos a unos la fama de que comerlos nos adelgaza y a los otros de que nos engorda? Mucha gente los ha quitado o reducido drásticamente de su alimentación sin que nadie le haya dado una explicación convincente, sólo que engordan.

Recuerdo que hace alrededor de un año una compañera de la televisión se había puesto a dieta. La verdad es que estaba adelgazando pero estaba muy irascible y se lo dije. Reconoció que llevaba una temporada que no sabía qué le pasaba pero que saltaba a la mínima. Me di cuenta enseguida, delgada y de mal humor. «¿Estás comiendo sólo proteína, no?». Ella, se sorprendió porque no sabía que yo fuera una estudiosa de eso (no se lo contaba a nadie), me respondió que sí, que estaba haciendo una dieta hiperproteica muy famosa. Su problema era evidente, había dejado de comer hidratos de carbono, que son, entre otras cosas, la «gasolina» del cerebro, y por eso estaba en estado de alerta y saltaba a la mínima. Ella me dijo que no tenía nada que ver, pero al cabo de un rato se acercó y me comentó que le coincidían las fechas, y me contó otra cosa que le pasaba y que es muy típica. Desde que hacía esa dieta, había dejado de comer dulce y cada vez que por la tele veía algo que se le parecía, salivaba. Es decir, que como no le daba «dulce» a su cerebro, que lo necesita, el pobre en cuanto veía dulce se quejaba...

Así como reconocí que conocía vagamente el proceso de la digestión y desde que lo estudié, entendí por qué engordaba y por qué estaba maltratando a mi cuerpo, creo que es importante que conozcamos bien a los hidratos de carbono para poder tener una opinión «real» de ellos.

Te presento a los hidratos de carbono

Los hidratos de carbono —también llamados glúcidos o carbohidratos— son, después de las proteínas, la clase más abundante de células que hay en el organismo.

Hay muchos tipos de hidratos de carbono, desde los más simples hasta los más complejos. Los más simples son los que no cuesta nada digerir, son de absorción rápida. Los más importantes son: la fructosa, que es el azúcar de la fruta fresca; la miel; la glucosa, que es en lo que se transforman los hidratos de carbono cuando hacen la digestión —las células del organismo obtienen toda la energía que necesitan a partir de la glucosa—, y la galactosa, que es el azúcar de la leche. Luego (después de muchos intermedios) están los más complejos, que son los que cuesta un montón digerir, son los de absorción lenta. Éstos son: el almidón, que no es más que muchos hidratos simples unidos y se encuentra en las legumbres (lentejas, habas, soya, garbanzos...), las raíces, los tubérculos (la papa, la yuca, el camote, el boniato...) y los cereales integrales (centeno, arroz, avena, trigo...), y el glucógeno, constituido por muchos azúcares unidos y que se almacena en el músculo y en el hígado, se encuentra en la carne o el hígado.

La función principal de los hidratos de carbono es la producción de energía. ¡Cómo no comerlos! Son nuestro combustible, la gasolina del coche, es decir, permiten que las células funcionen, participan en la composición de coenzimas (muy importantes para que las enzimas puedan trabajar), forman parte de la estructura del ADN y ARN y se unen a las proteínas (glucoproteínas) y las grasas (lipoproteínas) para formar lubricantes articulares, economizan proteínas y, también a nivel celular, como nos pasa a nosotros, sirven para que las células sepan relacionarse mejor, y un largo etcétera. Son en general nuestra energía, la que nos da la fuerza para movernos, pensar... Como podemos ver, ¡son importantísimos!

¿Por qué tienen tan mala fama?

Yo creo que la mala fama de los hidratos de carbono es porque los que se suelen comer ahora no son como los de antes. Mis abuelas estaban delgadísimas y te aseguro que no paraban de comer pan, arroz, legumbres o papas. Pero, claro, ellas comían hidratos de carbono complejos o de absorción lenta, ahora sólo se consumen hidratos refinados; es decir, simples, de absorción rápida. La pasta blanca es refinada, las harinas con que se hacen los panes y los bollos es refinada, el arroz es refinado. Y te preguntarás y ¿si es mucho menos sano por qué se empezaron a refinar los alimentos? Pues todo comenzó en la Revolución industrial. Antes todos los cereales eran integrales. Un paréntesis, que un alimento sea integral significa que es un alimento completo, íntegro. Que un alimento sea integral no significa que ese alimento adelgace o que no engorde, significa que lleva todos los elementos naturales. Aclarado esto seguimos donde estábamos, ni más ni menos, que en la Revolución industrial. A principios del siglo XIX se empezaron a refinar los alimentos en general. Empezaron a hacerlos más blancos y bonitos. Lo hacían porque era un distintivo social, por ejemplo, el pan blanco era para los ricos, y el pan negro, que era más feo pero más natural, para los pobres.

¿Qué significa refinar un alimento?

Es como si lavaran los alimentos para que estén más dulces y bonitos «visualmente». Los «lavaban» tanto para que estuviesen bonitos que les quitaban lo mejor y eso ha durado hasta nuestros días. Es decir, que un cereal integral es un hidrato de carbono complejo pero un hidrato refinado es un hidrato de carbono simple porque le han quitado en el proceso de «lavado» muchas capas. Los cereales son como una cebolla, tiene muchas capas y todas las tiene por algo. La más externa es el salvado, la fibra que arrastra y limpia el intestino. Luego en otra capa tienen las vitaminas y los minerales, que son fundamentales para que nuestras enzimas trabajen en buenas condiciones, también tienen otra con grasas y proteínas, y la última es donde está el almidón, el hidrato de carbono, lo dulce. Si comemos los cereales refinados, estamos tomando cereales sin fibra, sin vitaminas y sin minerales, es decir, estamos tomando prácticamente azúcar. Por eso los hidratos de carbono engordan, porque en estas condiciones sube mucho el azúcar en la sangre y si no es utilizada, primero se almacena en el músculo y el hígado pero como no pueden almacenar mucha cantidad, pues el resto se convierte (a más velocidad de la que quisiéramos) en llantitas, aunque ése no es el principal inconveniente de los hidratos de carbono refinados. Su principal problema es que al no llevar ni los minerales ni las vitaminas necesarias para nuestro cuerpo, éste las tiene que «robar». El atraco de los minerales se lo hace a los huesos, a las uñas, al pelo, y las vitaminas se las roba al cerebro, en especial la vitamina B. Por eso cuando no comemos hidratos de carbono completos estamos todo el día con ganas de dulce, malhumorados, bajos de ánimo, irritables, nerviosos, con dolores de cabeza o incluso, si lo prolongamos, con depresión.

Resumen: los cereales refinados, la pasta blanca, el arroz blanco, el pan blanco, las galletas y la bollería industrial son prácticamente azúcar. El abuso del azúcar común no sólo es malo, sino que es un antinutriente en toda regla. Únicamente supone energía, pero de calorías vacías. Si no controlamos mucho la cantidad que comemos provocan engordar, desmineralización, falta de concentración, pensamientos repetitivos, ansiedad... porque al estar vacías se consumen rápido y entonces el cuerpo nos los demanda a cada rato.

Los cereales completos de absorción lenta, los que están sin refinar, son otro cantar. Nos proporcionan proteínas, grasas de las buenas, vitaminas del grupo B y vitamina E (antioxidante muy poderoso), minerales como el calcio, el magnesio, el cinc, el fósforo, el hierro, el silicio... Además, nos aportan sensación de saciedad durante largo tiempo porque se tarda más tiempo en digerirlos, evitan el estreñimiento porque tienen fibra que actúa como una escoba y nos ayuda en nuestra higiene interior, previenen las enfermedades coronarias y arteriosclerosis. Gracias a sus antioxidantes, como la vitamina E y el selenio, a los ácidos grasos insaturados que se encuentran en el germen y a los oligoelementos, previenen la diabetes no insulinodependiente al no producir niveles bruscos y altos de azúcar, no contienen colesterol y ayudan a su eliminación. El único inconveniente que podrían tener es que si no se consumen enteros, como ahora que está muy de moda el salvado, éste al contener fitatos puede interferir en la absorción de algunos minerales como el hierro y el cinc (imprescindible para el buen funcionamiento de la insulina). Todo esto sólo por cuatro kilocalorías por gramo. Para tener una idea de lo importantes que son, en una dieta tipo de dos mil calorías deberíamos consumir unos trescientos gramos diarios, esto supone que 60 por ciento de las calorías que ingerimos deberían provenir de los hidratos de carbono complejos, mientras que de los azúcares refinados no deberíamos pasar de 10 por ciento de las calorías totales.

¿Qué más se puede pedir a un alimento? Ahora decide qué quieres tomar, los hidratos refinados o los integrales.

LAS PROTEÍNAS

Las proteínas están formadas por los aminoácidos, por muchos aminoácidos unidos, el doctor Seignalet, un experto en bioquímica celular, dice que a partir de cien aminoácidos se forma una proteína (imagina la cantidad de proteínas que se pueden formar). Existen muchas y tienen muchísimas funciones diferentes: forman la estructura interviniendo en la composición de las células o los tejidos, crean enzimas y hormonas, intervienen en el control genético, transportan minerales y vitaminas, activan los anticuerpos. Son imprescindibles, pero aunque no lo creas sólo necesitamos entre 0,6 y 0,8 gramos de proteína por kilo, a partir de los 20 años, lo que supone más o menos en una dieta de dos mil calorías unos cincuenta gramos al día (10 por ciento, máximo 15 por ciento, de las calorías que ingerimos). Los deportistas, al quemar más, necesitan entre 1,2 gramos por kilo, y los niños son los que más necesitan porque están creciendo. Necesitan entre 1,5-2 gramos por kilo.

Se dice que adelgazan porque el cuerpo gasta mucha energía para poder asimilarlas al contrario que con los hidratos y las grasas, son los nutrientes más importantes pero abusar de ellas pone en riesgo nues-

tra salud porque pueden fastidiar el hígado y el riñón.
No sólo eso, también acidifican la sangre (muy peligroso para todos los órganos y para el buen funcionamiento de las enzimas), generan muchas toxinas
que, como casi todas, se acumulan en el tejido adiposo (las llantitas), alteran la flora intestinal (una barrera de protección imprescindible para nosotros),
su exceso contribuye a la osteoporosis, a la arteriosclerosis... Y el propio funcionamiento celular, algo
que para mí es muy importante. Total, que demasiada proteína debilita los huesos, deja la piel seca
y agrietada, puede provocar caries, incluso la caída
del pelo, fatiga. Pero sobre todo debilita la flora intestinal, que es fundamental para la salud de nuestro
cuerpo porque es la que se encarga de digerir alimentos y de protegernos de las toxinas. Que quede claro
que las proteínas son esenciales y muy buenas pero,
como decía Hipócrates, «el veneno está en la dosis».
Si lo piensas, antiguamente las carnes o el marisco se
comían en las fiestas o cuando había un buen motivo
que celebrar, ahora se comen todos los días y en todas
las comidas, en el desayuno, en la comida, en la cena,
en la merienda, incluso en el postre. Y hay que tener
algo presente, las proteínas no sólo están en la carne,
el pescado, los huevos y los lácteos, también están en el
reino vegetal. Los cereales, como el trigo, la quinoa,

la espelta, además de aportarnos hidratos de carbono, nos aportan proteínas. Las legumbres también tienen proteína, algunas tantas como la carne, incluso las espinacas o las papas tienen proteínas. Es muy importante diferenciar entre las proteínas animales y las vegetales.

Proteínas animales y proteínas vegetales

Las proteínas, tanto las animales como las vegetales, se descomponen en aminoácidos, que es lo que necesita nuestro cuerpo. Estos aminoácidos llegan al hígado y es él quien forma con ellos una proteína especial para nosotros, la que nuestro cuerpo necesita, tanto en cantidad como en calidad, que viene marcada en nuestros genes. Por mucha proteína que comas no vas a tener el músculo más grande y si comes más de la que necesitas también se puede acumular en tu cuerpo en forma de llantitas.

Es verdad que la proteína animal es de muy buena calidad y se asimila bien, que, en principio, su hierro se absorbe mejor que el de los vegetales, pero tiene una parte muy negativa. Sólo el hecho de deshacerla en aminoácidos resulta muy costoso para nuestro organismo, y así como eliminarla. Las proteínas tienen nitrógeno, del que carecen las grasas y los hidratos. Para poder utilizar los aminoácidos y fabricar nuestras proteínas el organismo tiene que separar el nitrógeno de los aminoácidos y para poder eliminarlo genera sustancias muy tóxicas, como el amoniaco, que luego ha de transformar en urea para poder eliminarlo. Las proteínas también generan ácido úrico y su exceso puede provocar muchos problemas al organismo. Por eso hay que comerlas con mesura. La proteína vegetal no deja tanto residuo ya que es mucho más fácil de digerir y de eliminar.

Debemos comer proteína animal, como el pescado, el pollo, la carne, los huevos o la leche, pero con dos veces al día, por no decir una, es más que suficiente, ya que ningún nutriente de la carne es insustituible por otro vegetal. La carne no tiene nada en exclusiva que no tengan los alimentos vegetales. No todas las proteínas tienen la misma calidad ni se absorben igual, y cuanto mayor sea la calidad de la proteína menor cantidad necesitaremos. Para nosotros la leche materna y el huevo tienen la proteína de mejor calidad. Sería la proteína top, la número uno (la que tiene mayor valor biológico), porque contiene todos los aminoácidos esenciales (ocho para los adultos y nueve para los niños) que necesitamos

para, a partir de éstos, formar las proteínas persona-
lizadas que prepara el hígado. En segundo lugar estarían: la leche de vaca, con un 7,5; la carne, con una
puntuación de 7,5; el pescado, con otro 7,5, pero
a diferencia de la carne, es muchísimo más digestivo
y no produce tantas toxinas. Luego estarían: la soya,
con 7 puntos; el arroz, con 6 puntos; el trigo, con 5
puntos; junto con las legumbres que tienen también
5 puntos. En último lugar estaría el maíz con 4 puntos. Como ves, las proteínas vegetales no son tan
completas pero, atención, si mezclamos legumbres
con cereales (por ejemplo, arroz integral con lentejas, chícharos con pasta integral), obtenemos el mismo valor biológico que si comiéramos carne, es
decir, si me como un plato de arroz con lentejas tengo todos los aminoácidos que mi cuerpo necesita.
También hay cereales con todos los aminoácidos
esenciales que necesitamos, como la quinoa y el trigo sarraceno, o legumbres, como las azukis (más
adelante te los presento), o en los frutos secos, como
las almendras. Las proteínas vegetales además cuidan
nuestro intestino por la fibra, van acompañadas de
más vitaminas y minerales y no llevan derivados nitrogenados, ni tóxicos propios del animal ni sus medicamentos... El doctor Grande Covián, una referencia en el mundo de la nutrición, decía que el

yogur es la proteína de origen animal que conviene incluir frecuentemente en la dieta por los lactobacilus y demás bacterias amigas que forman los probióticos indispensables para digerir los alimentos, para sintetizar vitaminas, para aumentar nuestras enzimas. Ahora, que quede claro que él hablaba del yogur fresco de color blanco y sabor ácido, no de los yogures cremosos rosas o amarillos con sabores a tarta de manzana o palomitas (los hay).

Resumen: sí a comer proteínas, pero si son animales bastará con ingerirlas una vez al día, porque carecen de nutrientes que son beneficiosos para la salud. La proteína más saludable es la vegetal porque, además de tener todos los aminoácidos esenciales, contiene fibra que mantiene limpio el intestino, carece de colesterol, tiene más grasas insaturadas que saturadas, tiene más minerales, vitaminas e hidratos de carbono que hacen que no sintamos hambre a cada minuto y porque no producen tantas sustancias tóxicas en nuestro organismo.

Ahora vamos por las grasas, las más odiadas. Yo les tengo cariño.

LAS GRASAS, LAS APESTADAS

La función principal de las grasas no es descansar en nuestras «llantitas», sino que tienen otras cosas que hacer. Entre sus funciones principales están la producción de energía, funcionan como aislante térmico, transportan vitaminas liposolubles, como la A, la D, la E y la K, intervienen en muchas funciones metabólicas; son precursoras de los ácidos biliares que emulsionan las grasas en la digestión, ayudan en la formación de hormonas como la progesterona, los estrógenos, la testosterona y sobre todo forman unas sustancias (las prostaglandinas) que regulan, nada más ni nada menos, que los procesos inflamatorios, mantienen la elasticidad de la piel, regulan hormonas, el equilibrio de la circulación sanguínea... Aunque tengan nueve calorías por gramo, más del doble que los hidratos o proteínas, yo no pienso prescindir de ellas.

Las grasas, también llamadas lípidos, están formadas por ácidos grasos, por ejemplo, los popularmente conocidos como triglicéridos. Llevan el prefijo tri porque están formados por tres amigos de los ácidos grasos unidos por un cinturón llamado glicerol. Los triglicéridos viven en el tejido adiposo (los rollos de grasa en el cuerpo) y en el hígado. El colesterol es una grasa. El pobrecito está denostado y eso que es imprescindible, pero no lo conocemos bien. El colesterol es indispensable para la estabilidad de las membranas celulares, ayuda a crear hormonas sexuales, a la fabricación de neuronas, a la producción de vitamina D. ¿A qué se debe tanta mala fama? Pues al exceso, como en todo. El colesterol lo producimos nosotros. Si aparte del que producimos nos metemos más colesterol en la comida —por ejemplo con unas papas fritas de bolsa, unos bollos, embutido...—, al que tenemos le sumamos el que ingerimos. Este exceso produce muchos problemas de salud, problemas al corazón, a las arterias...

Las grasas saturadas o insaturadas

Hay dos clases de grasas: saturadas o insaturadas, y la diferencia entre ellas es muy grande. Las saturadas están formadas por ácidos grasos saturados. Les podemos pasar lista rápidamente, son sólidas a temperatura ambiente y están fundamentalmente en el reino animal (lácteos grasos, embutidos, carnes) pero también las encontramos en el mundo vegetal (en el aceite de coco y de palma). Abusar de este tipo de grasa no nos viene muy bien porque aumentan las sustancias inflamatorias, sus ácidos grasos son más pesados y problemáticos porque debilitan a las células volviéndolas rígidas y duras, impidiendo, por ejemplo, que se alimenten bien. Además están tan «saturados» que son unos insociables, incapaces de relacionarse con otras moléculas, y como pesan tanto se depositan donde les parece oportuno sin importarles nada más, por ejemplo, en las arterias, en las caderas, en el abdomen. Hablando claro, son los que si no los controlas, engordas. Pero por suerte este tipo de ácidos grasos saturados no hace falta comerlos a menudo porque nuestro organismo sabe fabricarlos. Las insaturadas son todo lo contrario, ya que controlan y disminuyen las inflamaciones. Están formadas por ácidos grasos insaturados y son líquidas a temperatura ambiente, y por ser líquidas pueden viajar por la sangre tranquilamente. Hay dos tipos los monoinsaturados, se encuentran en el aceite de oliva o en el aguacate, y los poliinsaturados, en el aceite de linaza, de onagra, de girasol, en la nuez, en los cereales integrales, incluso en las verduras de hoja verde y las algas, y dentro del mundo animal, en el pescado azul.

Los ácidos grasos poliinsaturados son esenciales para nosotros porque no sabemos fabricarlos, sí o sí tenemos que comerlos, cosa que me parece genial porque me caen muy bien, los adoro. Te los presento, son: el ácido linoleico, popularmente conocido como omega 6 y, sobre todo, el ácido linolénico también conocido como omega 3. Un aplauso para ellos, por favor. Se merecen esta gran ovación porque son los que fortalecen las paredes celulares ya que intervienen en su desarrollo y reparación, y producen las prostaglandinas (que nada tienen que ver con la próstata), que son, nada más y nada menos, que las reguladoras de los procesos celulares. Son como los agentes de tráfico, regulan los procesos de todas las células y de todos los órganos, su forma de trabajar es parecida a la de las hormonas, pero en lugar de viajar por el cuerpo se quedan en el órgano. El omega 6 se encuentra en el aceite de onagra, la borraja y el ajonjolí, especialmente, y el omega 3 en el aceite de pescados azules y en el aceite de linaza, de calabaza, de nuez, de cáñamo y de soya, principalmente. A partir del omega 3 el organismo, gracias a las enzimas, fabrica todos los demás aceites necesarios, y son los que más debemos consumir porque se encargan de mantener las inflamaciones a raya.

Por tanto, hay que comer grasa pero, como te digo siempre, tiene que ser de buena calidad, porque nada tiene que ver con engordar y mucho con nuestra

salud. Las grasas buenas, además de darle elasticidad
y fluidez a las células (y por extensión a la piel), son
imprescindibles para el ritmo de trabajo de nuestro
organismo. Además, intervienen como apaciguadoras
del sistema nervioso y nos mantienen jóvenes porque
nos protegen de los radicales libres.

Pueden ser lo mejor y lo peor

Hay que elegir muy bien las grasas que se toman
porque muchos de los alimentos que las llevan tienen
los dos tipos pero en proporciones distintas. Las
buenas son las insaturadas o líquidas que, como te
he dicho, se encuentran en el pescado azul, los frutos secos oleaginosos, el aceite de linaza y en la calabaza, en los aguacates y en las aceitunas. Las grasas saturadas o sólidas, las malas, están en las carnes
rojas, embutidos, repostería industrial, platos preparados... son las «joyitas» de la alimentación porque
además de facilitar bastante que usemos unas tallas
más de pantalón, hacen que nos suba mucho el colesterol, favorecen la arteriosclerosis, la celulitis...
Y luego están las grasas trans. Ésas sí que son malas,
las peores. Son tan malas que ni nuestras células saben qué son. Prácticamente no existen en la natura-

leza, se crean cuando calentamos mucho los aceites o en los laboratorios. Son básicamente grasas vegetales líquidas, como la del aceite de girasol, que se transforman en sólidas, por ejemplo, las margarinas. Esta grasa desestabiliza por completo a las células, crea muchísimos radicales libres que se la pasan "súper bien" mandando «rayos» a las células para molestarlas, y si hay muchos rayos, las paredes celulares se debilitan y pierden la capacidad de decidir qué es bueno que entre por ellas o qué tiene que salir. Las vuelve locas. Y no te olvides de que las células se copian, si una se vuelve loca, la de al lado también, por eso hay que procurar que sean mayoría las que estén «cuerdas». Las grasas trans se encuentran, no sólo en las margarinas, sino también en la bollería industrial, en los aceites reutilizados que muchas veces hacen en algunos restaurantes. Estas grasas aparecen también ocultas en galletas, chocolates y platos precocinados. Digo «ocultas» porque en la etiqueta de los ingredientes de un bollo puede leerse: «azúcar, harina, huevo y chocolate». Eso es lo que ponen, pero quizá para preparar ese chocolate usaron aceites trans. Yo por eso huyo de ese tipo de comida. Suben el colesterol malo y, lo que es peor, reducen el bueno, por lo que aumentan el riesgo de padecer enfermedades. Además agotan la insulina (la hormona jefa del metabolismo) y reducen la elasticidad de los vasos sanguíneos.

Y siempre, sean buenas o malas, hay que comerlas con moderación porque tienen nueve kilocalorías por gramo y tienen la facilidad de «empaquetarse» muy, muy bien, por eso cuesta tanto deshacerse de nuestras gorduras, aun así deberían suponer 25 o 30 por ciento de las calorías ingeridas, pero siempre que la mayoría provengan de grasas insaturadas.

Resumen: sí a las grasas pero sobre todo a las insaturadas, mucho menos a las saturadas y nada a las trans porque no forman parte de la estructura de nuestras células y al aportar sólo energía si hay un exceso enseguida se van a habitar nuestro cuerpo en forma de grasa. Sin embargo, las insaturadas mantienen la integridad celular, haciendo más flexibles las células para que entren los nutrientes y salgan sus desechos sin dificultad o facilitando su reparación, permiten que su barrera no se rompa o se debilite y sobre todo porque producen las prostaglandinas, imprescindibles para regular las funciones del organismo.

Podríamos seguir hablando de las proteínas, los hidratos y las grasas, los llamados macronutrientes pero tampoco te quiero aburrir, así que te voy a contar cómo los utilizo yo para disfrutar de todos y que me ayuden a remar en favor de mi salud, no en contra.

LA DIETA DE LOS ALIMENTOS

Después de haber visto qué son los hidratos de carbono, las proteínas y las grasas, qué función tiene cada uno y su importancia, nos ha quedado claro que para estar sanos hay que comer de todo. Ninguno de ellos, si lo comemos de forma correcta, nos engorda. Sólo nos engorda el tomarlos en exceso o de mala calidad y no sólo nos engorda, a la larga nos enferma. Por esto yo estoy totalmente en contra de las dietas hiperproteicas (las que se basan en comer prácticamente sólo proteínas) porque, efectivamente, adelgazamos y lo hacemos de forma rápida pero le dejamos una factura muy grande a nuestro cuerpo. El hecho de sacar de nuestra alimentación los hidratos de carbono es una salvajada, es como quitarle la gasolina al coche, el coche sigue funcionando, eso sí, cada vez peor, hasta que se quema y hay que cambiar el motor. Tampoco es bueno eliminar las grasas buenas de la dieta (el coche también necesita aceite), pero hay que eliminar las malas. Son muy importantes pero hay que saber qué grasas se tienen que comer y no tomar cualquiera.

Yo, después de tantos años, tengo claro cuál es mi dieta perfecta: la dieta de los alimentos. Es una dieta donde el protagonismo lo tiene el alimento. Hay que comer todo tipo de alimentos buenos, de la forma más natural posible. Realmente es comer como siempre lo hemos hecho los seres humanos, de las cosas que nos da la naturaleza, alimentos que tienen vida. Los cereales tienen vida, los pescados, las verduras frescas tienen vida, las frutas tienen vida, los germinados tienen vida, las semillas tienen vida, los frutos secos tienen vida... No confundamos esto con comer crudo. Sí es verdad que cuanto menos se cocinen los alimentos, mejor, pero eso lo vamos a ver un capítulo más adelante.

Es importante que entendamos que nuestro cuerpo es un todo, es un sistema completo que no podemos, en el cuidado general, tratar por partes. Hago esto porque es sano para el hígado o hago esto otro porque es sano para el riñón. Para que el hígado o el riñón funcionen bien tenemos que cuidar toda la maquinaria porque todo está conectado, por eso es tan importante comer de todo para que nuestro cuerpo tenga todos los nutrientes que le hacen falta a los órganos. Hay que comer variado de una forma nivelada.

Cuando decidí ser la responsable de mi apariencia, lo primero que me dije fue: «A ver, yo voluntad tengo pero no me puedo meter prisa, porque si no, no lo voy a conseguir.» Esto es muy importante. Antes cuando estaba a dieta quería resultados ya, ahora. Y eso es imposible, esto es una carrera de fondo porque lo que pretendemos no es estar bien para unos meses, sino estar sanos y en nuestro peso para toda la vida. Pero tranquilos, que es mucho más rápido de lo que parece, necesitas unos catorce días más o menos, o lo que es lo mismo, el tiempo que los alimentos están en el plasma (agua de la sangre) por el torrente sanguíneo antes de empezar a formar parte de los órganos, para comenzar a notar los cambios por dentro y por fuera.

SE TRABAJA EN EQUIPO

Todos los nutrientes trabajan en sinergia, es decir, a la vez. Es un trabajo en equipo. Se apoyan unos a otros o al revés, depende de las cantidades de cada uno, por ejemplo, muchos cereales refinados barren la vitamina B, la vitamina C aumenta la absorción de hierro, mucho hierro barre el cinc, porque el organismo funciona como un todo. Hasta que no asimilé eso, no avancé. No se puede pensar en la comida con la ideas de que nos van a salir las chaparreras o en el abdomen abultado, eso es una consecuencia de que algo estamos haciendo mal. Tenemos que comer porque si no morimos, así que mejor hacerlo bien. Es la única vía. En lo único que hay que estar más atentos es en cómo reaccionamos a esos alimentos, ya que todos somos absolutamente diferentes. Lucrecio en el año 50 a.C. decía que «un alimento para un hombre puede ser veneno para otro». El problema de todo esto es que el cuerpo es tan generoso con nosotros que siempre busca un camino para paliar las carencias que tiene porque nosotros no estamos pendientes.

El organismo se adapta a cualquier cosa, parte de esa capacidad es heredada, marcada por nuestros genes, pero la otra parte es la adquirida con nuestros hábitos de vida, y no sé por qué pienso que hay una descompensación total, tanto por defecto: pocas frutas, pocas verduras, pocos cereales completos, pocas grasas buenas y poca agua, como por exceso: demasiadas calorías, demasiadas grasas saturadas y trans, demasiados alimentos manipulados cocinados a altas temperaturas, demasiados alimentos refinados que no tienen las propiedades que reman a favor, sino más bien todo lo contrario.

COMER MAL DESGASTA MUCHO

Demasiada proteína animal, demasiadas grasas saturadas, demasiados alimentos refinados además de aumentar las ganas de comer, se llevan por delante a las vitaminas y minerales e impiden que cumplan su función como nutrientes porque tienen que pasar a hacer otros trabajos, como ayudar a las enzimas. Todo esto nos lleva a que la chispa de nuestra vida se vaya apagando. Estamos consumiendo nuestras enzimas por darle gusto al paladar, que no te ofenda pero mucha gente lo tiene atrofiado y, seguramente, por eso se han hecho adictos a la comida «mala». Cosa que tampoco es difícil, si tenemos en cuenta que esas industrias tienen un montón de ingenieros que han estudiado mucho para saber qué aditivos le pueden poner para que nosotros no dejemos de comer, o qué colores para que no podamos dejar de mirarlos, o qué olores para que cuando pasemos cerca de algo que lo lleve se nos activen todos los receptores, las antenitas del cerebro, y hasta que no lo comamos no paremos.

Si basamos nuestra manera de comer en este tipo de alimentos, produciremos muchas moléculas muy tóxicas que lesionarán nuestras paredes celulares, y eso causará mucho estrés a las células, porque la célula pelea y pelea hasta no poder más. Muchos productos de uso habitual llevan cosas, con nombres impronunciables, que además de no servirnos para bien, nos cuesta mucho, mucho, mucho, eliminar en un tiempo normal. Unos se van a las caderas y muslos, al abdomen, a la celulitis, y otros se quedan vagabundeando por ahí y lo único que hacen es rebajar el rendimiento y funciones de nuestro cuerpo a todos los niveles. Esas suciedades lo alteran todo, impiden que los nutrientes lleguen a su destino y también que se eliminen rápidamente. Entonces, como no eliminamos a un buen ritmo, empezamos a acumular porque todo va lento. El cuerpo se protege de esos extraños de varias formas, por ejemplo, retiene agua (esto nos suena a muchas, ¿verdad?). Lo que consigue con esto es separar los «extraños» de las células para que éstas puedan trabajar lo mejor posible, además de intentar diluirlos para que los nutrientes puedan llegar mejor. También puede secuestrar minerales. Esos «extraños» son muy irritantes y para bajarles un poquito su «mala leche» intenta paralizarlos con los minerales depositados en los huesos, porque esos ácidos lo corroen todo. También pueden drenar, principalmente por la piel, lo que nos provoca problemas en la piel de dentro y en la de fuera, o lo que es peor, cuando ya no pueden hacer nada más, mutan.

«Hai que ter cabeciña», como decía mi abuela Dolores, con lo que nos llevamos a la boca porque nuestros órganos son tan sensibles como nosotros, y se cansan igual. Nuestro puño es la proporción del tamaño de nuestros órganos, y si no que se lo digan a los pintores que utilizan su puño para trasladar la proporción de lo que quieren pintar al lienzo, o a mi madre, que cuando me iba a comprar calcetines me medía el puño para saber el tamaño que necesitaba. Así, el tamaño del pulmón son mis dos puños unidos, el del hígado mis dos puños unidos, el del riñón un puño por cada uno. También expresiones populares nos lo recuerdan: "tengo el corazón en un puño".

Pues son ellos quienes tienen que filtrar más o menos siete mil doscientos litros de sangre al día.

Por eso hay que mantenerlos lo más limpios posible. Y normalmente la comida cuanto menos natural más toxinas produce y nosotros no sólo somos lo que comemos, sino lo que digerimos, absorbemos y eliminamos.

Basar nuestra dieta en los nutrientes

Llegados a este punto del libro ya conocemos cómo es nuestro cuerpo y cómo son los nutrientes que necesitamos, pues liguemos esos dos puntos y ya está. Es como decir dos y dos son cuatro. Pues ésa es la dieta de los alimentos, la más lógica que hay. Demos a nuestro cuerpo los nutrientes que necesita, las enzimas que no hagan gastar las que tenemos y que nos ayudan a estar sanos. No hay más explicación posible, es así de simple.

Los nutrientes que necesita nuestro organismo están muy repartidos por los alimentos por eso es tan importante variar. Necesita más o menos unos cincuenta, que forman los hidratos, las proteínas, las grasas, las vitaminas, los minerales, la fibra y el agua. Bioquímicamente esto es lo que necesitamos para que todas las funciones se lleven a cabo, pues vamos a dárselo y ya verás cómo es el cuerpo de agradecido. En poco tiempo vas a notar que adelgazas, te deshinchas, se te fortalece el pelo, las uñas, la piel se te pone más tersa, te sentirás de mejor humor, y adelgazarás sin darte cuenta porque vuelves a tener tu estructura física original. Parece que lo que digo es imposible, pero te voy a poner un ejemplo para que lo entiendas. Cuando tenemos una planta en casa que se ha puesto seca, ¿qué hacemos? Le damos los nutrientes que necesita para ver si la podemos «salvar». La regamos con agua, la abonamos y la ponemos al sol. Al cabo de unos días la planta vuelve a florecer. Le hemos dado los cuidados que necesita y se ha recuperado y ha vuelto a estar sana. Pues nuestro cuerpo es igual, es otro ser vivo, en cuanto le demos lo que necesita volverá a «florecer». Vuelvo a repetir, nosotros lo descuidamos mucho. Cuidamos cosas que son totalmente secundarias y dejamos lo más importante. Dándole el poder a los alimentos, al entorno, en definitiva, a la naturaleza, seremos como esa planta que ha florecido. En cuanto nos den hidratos de carbono buenos, proteína buena, grasa buena, vitaminas, minerales, fibra y agua, nuestro cuerpo va a empezar a tener un buen arsenal de enzimas y todo se va a empezar a regenerar por dentro como lo tiene que hacer, y nosotros vamos a estar sanos, delgados y, sobre todo, felices.

Esta dieta no se basa sólo en comer y beber, hay que hacer algunas otras cosas que son más sencillas que lo anterior, las otras tres asignaturas de las que hablé anteriormente. Hay que hacer algo de ejercicio. Cuando digo algo, es un poco, no hay que ser atleta, con andar treinta minutos es suficiente. Tener un descanso de calidad. Hay que darle prioridad porque es durante el descanso cuando las células aprovechan para regenerarse. Y lo último, tener una buena actitud en la vida, ser positivo. El estado anímico tiene mucho que ver con la salud (el efecto placebo existe), y la salud tiene mucho que ver con el peso. Por tanto, para adelgazar hay que tener un buen estado anímico. Y para todo eso hay que comer.

Capítulo 6

Mi dieta, la dieta de comer... bien

Después de tanto tiempo luchando contra mi peso y probando dietas, he llegado a la conclusión de que las dietas son personales. Cada individuo es un mundo y lo que le sienta bien a uno, le sienta fatal a otro; lo que estiliza a uno, hincha a otro, por eso no creo en las dietas en las que todos los que la practican comen lo mismo. Esos sitios donde vas y te dan una hoja fotocopiada. Yo no soy igual que el que ha pasado antes ni él es igual que el que va a pasar detrás. La mejor forma de adelgazar es respetar nuestro cuerpo, comer alimentos frescos y utilizar las armas de que disponemos para luchar por tener salud y buena figura. Casi todo mi entorno, como el de todo el mundo, está a dieta en algún momento. Tengo amigas que comen muy poco y no consiguen adelgazar, ni quitarse las horrorosas chaparreras, que salen con una facilidad... Tengo amigos que parecen un barril con dos palillos por piernas, otros delgados pero con un color en la cara rojo cual tomates, otros que no duermen, otros que no paran, otros con taquicardias todo el día... y comen pocas calorías. Una vez más me demuestran que las calorías no determinan la esbeltez de tu figura. También tengo amigos y amigas que coman lo que coman están estupendísimos, la naturaleza es así.

Lo mejor en la vida es simplificar y te voy a hablar de la dieta más simple del mundo. Es una dieta que te hace adelgazar (yo he perdido diez kilos) y te hace estar sano. Habría que invertir el orden, te hace estar sano y eso te hace adelgazar. Muchas de las personas que se han puesto en contacto conmigo a través del blog no lo hacían porque quisieran adelgazar (sí son la mayoría), lo hacían porque tenían ansiedad, problemas de estreñimiento, se les caía el pelo o tenían mala digestión, y con el cambio de hábitos y de alimentos lo superaron y además se estilizaron sin esperarlo. Como te he dicho, el cuerpo trabaja como una unidad, para mejorar una parte hay que mejorarlo entero, y cuando nos cuidamos el cuerpo lo nota. Se baja de peso (si sobra), se tiene la piel más hidratada, el pelo más fuerte, se va al baño de forma regular... Al ajustar el reloj, todo empieza a funcionar con precisión. Y el reloj sólo funciona si se le da cuerda. Pues nosotros sólo podemos adelgazar si comemos.

La dieta que yo hago es la dieta más simple. No hay que pesar alimentos, no hay que dejar de comer nada (que sea bueno), lo único que hay que tener en cuenta son seis puntos que considero básicos. Si sigues estos hábitos, el éxito está asegurado. No te creas que esto va a ser como las colecciones de estampitas, que se consiguen cinco muy fáciles y hay una imposible para que nunca termines la colección y sigas comprando. Aquí los seis hábitos son igual de fáciles (aunque alguno pueda costar más que otro) e igual de importantes.

PUNTO 1. COMER CON TRANQUILIDAD

Lo primero es saber cómo debemos de comer. Comer es una actividad muy importante. Como he dicho muchas veces, de comer no sólo depende estar gordo o delgado, sino que depende nuestra vida. No lo tomamos en serio pero hay que empezar a hacerlo. Empezar a entender que si al coche no le damos los cuidados mecánicos básicos, termina por dejar de andar, pues lo mismo nuestro cuerpo. Si no cuidamos el acto de alimentarlo, nos alimentaremos mal y eso sólo conlleva problemas, de peso y de salud.

Dormir y comer tendrían que ser los momentos más importantes para nosotros. El dormir lo trabajamos. Ponemos persianas para que no entre luz, un buen edredón para estar «calientitos», unas buenas sábanas para que no nos pique la piel, quitamos todo el ruido para que no nos moleste. Es decir, preparamos el entorno para descansar. Pues para comer tendría que ser lo mismo, pero no. Comemos en cualquier sitio, intentando tardar poco porque tenemos prisa, incluso a veces comemos de pie. Y nada de comer concentrados en lo que estamos haciendo, o estamos con alguien o encendemos la televisión para entretenernos mientras comemos. Te parecerá normal lo que acabo de decir pero para nuestro cuerpo es totalmente anormal. Nuestro organismo cuando recibe la orden de que tiene que comer se centra en esa actividad porque es mucho trabajo para él. Pues respetemos al cuerpo y a sus procesos. Paremos a comer. Centrémonos en que estamos alimentándonos y que es una actividad de la que depende nuestra vida. Tampoco te estoy diciendo que permanezcas una hora en silencio, simplemente que pares de hacer cosas cuando vayas a comer, que comas tranquilo. No le restes tiempo a la comida. No intentes comer en diez minutos para ganar tiempo para hacer otra cosa. No sé qué cosa será, pero me juego lo que sea a que no es tan importante como estar vivo.

Comer tranquilo facilita muchísimo la digestión. Si yo como nerviosa, genero la hormona nerviosa (adrenalina) e interrumpo el trabajo de la del metabolismo (cortisol). La hormona nerviosa cuando aparece le «dice» a la del metabolismo: «Oye, para de trabajar que ahora tenemos mucha prisa. Ya seguirás luego que parece que hay cosas más urgentes». Y la digestión se para porque no es imprescindible para la supervivencia hacerla en el momento, ellas se creen que el cuerpo está estresado porque hay una situación de emergencia, un peligro inminente. Nuestras hormonas son muy básicas y para ellas la sensación de peligro es la misma si te ataca un león o estás estresado por el trabajo. El estrés es el estrés y ya hablaremos de él más adelante porque, como sabemos todos, influye mucho en la salud pero se puede controlar.

A la carrera, engorda

Comer con prisa es algo que puede ocurrir puntualmente. Vivimos en una sociedad en la que vamos rápido y no se puede evitar. No pasa nada si de vez en cuando comemos de forma atropellada, el problema es que hoy en día es imposible; vamos acelerados a todas partes y eso no es bueno porque genera estrés. Yo intento comer tranquila y si no puedo porque tengo prisa, porque mi trabajo me lo impide, mejor tomo un tentempié (yo opto por los frutos secos, la fruta o el bocadillo vegetal) y dejo pasar el tiempo hasta el momento en que pueda parar a comer. De verdad, comer con prisa no es recomendable para nada. Y engorda. Engorda porque si la digestión se para todo se estanca, se empantana y si ocurre esto empiezan los problemas porque se producen distensiones abdominales, se estropea la flora intestinal, se quedan nutrientes «buenos» por ahí rezagados y no llegan a tiempo a su destino. Al alterarse la flora intestinal, nuestra barrera más importante se debilita y no puede protegernos. Es muy importante que la flora intestinal esté en buen estado porque la pared del intestino es muy fina. Para mantenernos sanos tiene que ser muy selectiva y si se altera deja pasar todas esas sustancias de los productos manipulados que acostumbramos comer a diario. Esas sustancias tienen un nombre que te va a llamar la atención y que te va a abrir los ojos: sustancias obesogénicas (ya sólo el nombre asusta), que siempre se van a las chaparreras o a vivir entre las otras células del cuerpo. Por eso muchas veces no sólo engordamos por «comer de más», también influye la calidad de los alimentos. La mejor manera de fortalecer la flora es comiendo frutas y verduras, alimentos fermentados, como el kéfir o el yogur, y los cereales integrales y bebiendo agua (si no pasas la manguera difícilmente podrá salir).

Punto 2. Masticar, masticar, masticar

Este punto parece una obviedad. Haz la prueba, come algo y cuenta las veces que masticas. Lo perfecto sería masticar cincuenta veces, pero como no me gusta que el comer esté relacionado con números, o con balanzas, o con calorías y prefiero relacionarlo con disfrutar, haz otra prueba. Dale un bocado a algo que te guste de forma normal y luego, mantenlo un rato en la boca mastícalo y salívalo. Te darás cuenta de la cantidad de sabor que sale cuanto más lo masticas. Aparte, cuanto más tiempo mastiques más van en aumento los niveles de la hormona CCK, que es la que «habla» con la leptina y le dice: «Súbete al cerebro y di que paren de meter alimento que con esto nos llega por ahora.» La leptina se lo transmite al cerebro y éste da la orden de parar de comer haciéndonos sentir saciados. Este proceso de llegar la primera comida al intestino y que se ponga «en marcha» la hormona CCK dura unos veinte minutos. Si en esos veinte minutos comes a toda prisa, te va a dar tiempo de meterte todo el alimento que quieras sin saciarte nunca. Si en esos veinte minutos comes despacio y no te llenas de alimento, te sentirás saciado enseguida. Es como en un concurso, tienes veinte minutos para llenar un estómago pero aquí el ganador es el que más tarde, sin parar de comer. Piensa un momento en algún familiar o amigo al que tienes que esperar siempre cuando estás comiendo. El típico lento, que nos impide que nos recojan la mesa porque todavía no ha terminado. Estoy segura de que no está gordo.

Masticar tiene otra función que a mí me parece fundamental. Cuando mastico hago al alimento «mío», lo cargo de mi «energía» y ya empieza a formar parte de mí y eso le va ayudar en el proceso de ir entrando en mi cuerpo.

Masticar nos hace economizar enzimas (no voy a volver a repetir lo que significa esto). Según el doctor Howell, «la carencia de enzimas contribuye a la devastación patológica del tamaño de la glándula pituitaria y de su estado depende quemar o acumular grasa». Si lo dice él, no seré yo quien le lleve la contraria. Cuando masticamos, empezamos a hacer el alimento casi líquido (que es como tiene que estar en el intestino para absorberse bien) y esto hace que ahorremos enzimas del estómago, del intestino, del páncreas... Además, fortalezco mi flora intestinal, que es la barrera más importante que tengo antes de que la comida pase «dentro».

Comer compitiendo

Te voy a contar el caso de mi amigo Emilio para que entiendes mejor la importancia de masticar. Emilio tenía un peso normal y comía bien. Hacía seis comidas al día y no se las saltaba por nada del mundo. Cuando se sentaba a la mesa parecía que estaba en una competencia y que daban premio por acabar primero. Comía todo antes de que yo me sirviera mi plato y me ponía muy nerviosa porque el tiempo que yo estaba comiendo se lo pasaba mirándome, pendiente de que acabara para que nos trajeran lo siguiente. Esto me pone mal porque me hace comer deprisa. Emilio estaba aumentando de peso y tenía una cosa muy curiosa que nunca había visto en un hombre, celulitis en el área del abdomen y en los muslos. No tenía mucha, pero tenía. Además tenía gases. Y casi toda la comida le sabía igual. Siempre me estaba diciendo que qué podía hacer para no engordar y quitarse esa pequeña parte «molesta» que no entendía qué la provocaba porque él se alimentaba bien. Era muy fácil: masticar. No me hacía caso hasta que un día le expliqué esto que te acabo de contar. Emilio en veinte minutos era capaz de ingerir el triple de alimentos que yo. Tampoco le sabía la comida porque no daba tiempo a la saliva para que la disolviera y así poder notar los sabores. Estaba atrofiando su sentido del gusto, cosa que me daba mucha pena porque no mandaba señales placenteras a su cerebro ni a sus órganos. Según la medicina tradicional china los sabores tonifican los órganos, siempre y cuando sea en una cantidad moderada, porque hasta un exceso de sabores es malo. Por ejemplo: el sabor ácido tonifica el hígado/vesícula biliar; el sabor dulce (el dulce «bueno», claro, que para ellos es el sabor del cereal —arroz— cocido sin más) tonifica el estómago/páncreas; el salado, el riñón/vejiga; el amargo, el corazón/intestino delgado, y el picante, el pulmón/intestino grueso.

Emilio tenía gases (no me extraña) cuanto más grandes sean los trozos que traguemos más tiempo damos para que se formen fermentaciones y al final puede ser eso un problema. Además el doctor Gerson dice que ahí tenemos otro cerebro, el «cerebro intestinal». Es en el intestino donde se sintetizan un montón de nutrientes que intervienen en nuestra estabilidad tanto física como mental. Tenía que comer cinco o seis veces al día porque los alimentos mal digeridos no se pueden utilizar con la misma eficacia, por tanto, los nutrientes que llegamos a absorber no son los mismos y si tenemos pocos nutrientes al final sentimos hambre.

Gandhi decía: «Bebe como si comieras y come como si bebieras».

PUNTO 3. NO MEZCLAR DEMASIADOS ALIMENTOS POR COMIDA

Es tan importante comer bien como eliminar bien. Y cuanto más facilitemos la entrada mejor será la salida, que influye de igual forma en nuestro bienestar. Por eso no es bueno mezclar demasiados alimentos por comida. Yo empecé a ponerlo en práctica hace tiempo porque no «quemaba bien», es decir, me costaba transformar lo que comía en energía, tenía el metabolismo muy lento, lo que conllevaba problemas de retención de líquidos, estreñimiento, pesadez en las piernas, migrañas y me solía levantar con bolsas en los ojos por la mañana. Todos somos diferentes y depende de cada uno, pero yo desde que lo hago «soy otra persona».

Las digestiones largas y pesadas provocan un «superávit» de toxinas y se almacenan en las llantitas, las nalgas, la cintura, esto es lo que más nos importa, porque es lo que vemos, pero lo más problemático es lo que no se ve (como les ocurre a los icebergs...) porque muchas de esas toxinas pululan y vagabundean alterando todo «el entorno». Nosotros nos alimentamos para darle alimento a los billones de células que tenemos. Para que todas esas células funcionen lo mejor posible deben darse las condiciones adecuadas y su entorno tiene que estar limpio y estable (de nada me sirve tener una supercasa si está en un terreno pantanoso). Su entorno es un líquido («somos agua»). Este líquido para que asegure la salud y felicidad de nuestras células (y por extensión a nosotros) tiene que estar en unas condiciones muy concretas. Es tan importante su estado que prácticamente se involucran todos los órganos y sistemas del cuerpo (por ejemplo, el sistema cardiovascular o el sistema reproductor). Este líquido procede del plasma de la sangre, por tanto, si regulamos nuestra sangre controlamos el líquido que baña las células para que éstas estén bien.

La sangre tiene un pH concreto (entre 7,35 y 7,45) y es un pH alcalino (el estómago tiene un pH ácido, que está entre 1,5 y 3), como las piscinas. Ese pH no puede cambiar, como mínimo variar muy poco, pero ese poco hace que la sangre pierda la capacidad de almacenar oxígeno y pierda eficacia en la eliminación de residuos.

Cuando el organismo produce muchos ácidos, como cuando comemos mucha carne o embutidos cocidos o en las digestiones largas y pesadas, una parte intenta eliminarlos pero al ser tanto no puede con todos a la vez, entonces los restos los acumula en los tejidos antes de poder expulsarlos, porque al ser tan ácidos tampoco pueden esperar su turno para salir. Si se come copiosamente de vez en cuando no pasa nada, el problema surge cuando es a diario. Si nos sobrecargamos de elementos ácidos, nuestra «agua» (que por extensión es la misma que la de las células) provoca muchos desequilibrios. Si el agua que baña las células es pantanosa, más tiempo tardará en llegarle «la comida» y el oxígeno.

Digestiones simples, menos toxinas

Para almacenar menos toxinas lo que hay que hacer es simplificar las digestiones. Las proteínas se digieren en el estómago, que tiene un ácido muy bajo para que la enzima pepsina trabaje a gusto para descomponerlas. Sin embargo, los hidratos se empiezan a digerir en la boca gracias a la enzima ptialina, y luego en el intestino, gracias a la amilasa entre otras, y ambas tienen un pH más alto (alcalino). Si yo mezclo los hidratos con las proteínas en una misma comida, cuando llegan al estómago tienen que esperar a que éste «se abra» para seguir su digestión en el intestino, pero si hay proteínas tarda mucho más en abrirse porque tiene que digerirlas, entonces los hidratos deben sentarse y esperar su turno, y el que «espera desespera», y se «desesperan» fermentando. En el intestino pasa lo mismo pero a la inversa. Las proteínas animales como tardan más en digerirse y dependiendo de cómo se cocinen generan un tipo de sustancias muy malas para nosotros (como las nitrosaminas, aminas heterocíclicas o hidrocarburos, que alteran la estructura de las células). Todo esto, además, produce gases y distensión abdominal entre otras «lindezas», pero sobre todo desequilibra la flora intestinal y eso sí que es más delicado porque, cuanto mejor esté la flora, mejor podrá decidir qué es bueno que pase y qué no. Si no está en buenas condiciones, porque ahí se está formando un conflicto, al final pasan a la sangre sustancias que no deben, que suelen ser ácidos, y ya sabemos que los ácidos no pueden estar en la sangre. Si esto ocurre un día o dos no tiene importancia, pero si es a diario, al final todo «se trastoca» y obligamos al cuerpo a esforzarse demasiado.

Hay que hacer una cosa simple antes de empezar a comer, pararse a pensar qué queremos comer para que nuestro sistema digestivo se prepare para recibir ese alimento y no otro (se dice que la digestión empieza en el cerebro), o hidratos o proteínas y siempre mezclados con verduras y hortalizas para asegurarnos el aporte de vitaminas y minerales. Una vez que hemos decidido qué queremos comer tampoco nos servimos mil alimentos diferentes (como la gente que dice «hoy sólo he comido ensalada» y lleva huevos, pollo, tocino, salsas, etcétera, acompañada de pan, bebidas con gas y luego postre...). Cuanto más simples menos enzimas utilizamos por comida. Si se ha comido hidratos, se puede cenar proteína, o a la inversa, si se ha comido proteína, se puede cenar hidratos, aunque todo el mundo piense que es una locura cenar hidratos porque nos pone como una vaca. Yo ceno hidratos muchas veces.

Al simplificar los platos, lo que hay que hacer para comer de todo es variar mucho las comidas para intentar que no falte ningún nutriente, porque eso no puede pasar. Comer sólo hidratos o sólo proteínas ya hemos visto que es contraproducente para estar delgados y sanos.

Punto 4. Comer alimentos «buenos»

La calidad es importante en todo. En la ropa, en los bolsos, en los zapatos, en los acabados de una casa, pues imagínate lo importante que es la calidad en los materiales de los que depende nuestra vida. Cuando vas a un restaurante te fijas en la limpieza del sitio, en la decoración, en el servicio, en el diseño de los platos, en el sabor. Eso es lo que le da calidad al restaurante. Pues tenemos que empezar a fijarnos en la calidad del alimento y dejar de hacerlo en cosas más secundarias cuando comemos.

Los alimentos que comamos tienen que ser de calidad. Es una pena tener que decir esto porque se tendría que dar por sobreentendido. No puede ser un extra que el alimento sea fresco o ecológico, el alimento tiene que ser bueno. Es como en los concursos de televisión en los que va la gente a cantar y alguien dice «bueno, pero canta bien». A ver, la han elegido entre seis mil personas cantando, lo mínimo que tiene que tener es buena voz, se entiende que si está ahí es porque canta bien, no puede ser un plus.

Los alimentos imprescindibles son: cereales integrales (hoy en día se hacen a nivel industrial y no me fío mucho), proteína animal o vegetal, grasas buenas, frutas frescas, verduras, germinados, semillas, frutos secos y agua. Ésos tendrían que ser los alimentos que formarán parte de nuestra dieta. Dentro de la proteína, si se come proteína animal hay que tener cuidado. No se puede abusar de ella (lo hemos explicado en otro capítulo) porque es buena pero si la ingerimos en exceso deberemos pagar un peaje muy caro.

Al comer alimentos frescos y de la forma más normal posible, como lo hacían nuestras abuelas, van a hacer algo que es una gran noticia para nuestra salud, van a gastar pocas enzimas de las nuestras porque esos alimentos ya traen consigo enzimas que ayudan a su digestión. Así tendría que ser la base de nuestra alimentación diaria. Hoy en día se recurre a alimentos que traen muchos ingredientes extra en la maleta (colorantes, edulcorantes, conservadores, grasas trans...) que nuestro cuerpo no va a reconocer por lo que va a tener que luchar con ellos, y sobre todo, como no traen enzimas va a tener que hacer un gasto extra de las suyas. Podemos permitírnoslo de vez en cuando, porque nuestro cuerpo es muy fuerte (nos lo ha demostrado todos estos años que llevamos comiendo mal), pero no debemos forzarlo si no es necesario.

Hacer la compra

Un día me llamó mi amiga Paula por teléfono y me dijo: «Quiero comer como tú». Le respondí: «Pues vamos a empezar por hacer la compra». Porque ahí es donde empieza realmente mi forma de comer. Fuimos al súper y le enseñé a hacer «la compra». Compramos cereales integrales de varios tipos: el arroz integral, la avena integral y la quinoa. Yo éstos los compro ecológicos porque me dan la seguridad de que son «completos» y no perjudican al medio ambiente. Ya que la naturaleza nos da cosas para alimentarnos y estar sanos, aportemos nuestro granito de arena para que «ella» esté bien. Luego pasamos por las frutas y verduras, compramos las que había para ese día (brócoli y calabacín, zanahoria, cebolla y manzana) y nos llevamos unas cuantas de cada tipo, y también, papas. Fuimos por las legumbres y compramos chícharos y lentejas. Paramos en la pescadería e hicimos un repaso por los pescados que tenían y nos llevamos dos rodajas de salmón. Compré leche, pero no la compré de vaca, la cambié por un litro de avena y otra de arroz. Cuando pasamos por el aceite compramos de oliva virgen extra sin refinar (hay que leer la etiqueta) y de girasol orgánico. Lo último que compramos fue agua porque yo vivo en una zona en la que el agua tiene mucha cal, y ni el sabor es bueno ni es sana. A Paula le sorprendieron dos cosas. La primera es que habíamos ido a su supermercado de siempre (una gran superficie) pero habíamos ido a otros pasillos por donde ella nunca había pasado y, en cambio, no pasamos por donde ella suele ir con su carrito. Otra cosa que le llamó la atención fue que tardamos mucho en hacer la compra pero se le pasó el tiempo volando. Habíamos tardado porque yo alimento que tomo alimento que leo la etiqueta, porque para eso las ponen, para que se lean. Yo lo leo todo porque quiero saber qué como. Me interesa más saber de dónde viene el alimento que si es rosa, azul o el paquete es ergonómico. El tiempo se le había pasado volando porque al leer las etiquetas y seleccionar qué queríamos escoger según el estado, hacer la compra dejó de ser un acto mecánico y se convirtió en una acción en la que teníamos el poder y el control de elegir qué era lo que nos convenía y no lo que teníamos que comprar porque así lo habíamos hecho mil veces.

Una vez en casa, lo que más le extrañó a Paula fueron los cereales «completos». Le expliqué que para mí eran lo mejor de la compra porque esos cereales completos, al ser de sabor dulce, son los que más le gustan a mi estómago y páncreas, y si ellos están contentos a mí me dejan tranquila para estar pendiente de las cosas que más me gustan durante el día y no me están molestando a cada rato con señales de «necesito dulce». Además, Paula y yo compartimos un problema, retenemos líquidos, y los cereales integrales hacen que todo se «evapore» antes porque producen energía y ésta produce calor. El calor hace que todos esos líquidos que retengo al final se evaporen. Sin abusar, claro. Hay que comer cantidades normales.

Punto 5. No bebas frío en las comidas

Yo era de las que cuando me sentaba a la mesa pedía el agua o la bebida que fuera con hielo. Hasta arriba para que estuviera bien fresquita. Gran error. ¿Por qué las bebidas frías en las comidas son malas? Imagínate que cuando tragamos los alimentos, para que se digieran bien, se van a una cazuela que está caliente que es el estómago (la temperatura interna de nuestro cuerpo tiene dos o tres grados más que la del exterior). Ahí metemos todos los alimentos para que se «cocinen» y se transformen en una pasta para pasar al intestino. Para que se puedan «cocinar» los alimentos esa «cazuela» tiene que estar a una temperatura, como cuando cocinas un guiso. Lo que necesitas es tener el fuego encendido para que eso se cueza. Si bebes agua fría mientras estás comiendo, es como si le echaras agua fría a tu guiso mientras se cocina. Lo único que consigues es que se paralice la cocción y haya que esperar un rato a que vuelva a tomar su temperatura. El frío contrae (¿a quién le gustaría que estando calientito alguien de repente le echara agua fría?). El estómago si se contrae se para (como cuando sientes un tirón en la pierna) y es muy importante su movimiento para que lo bata y lo mezcle todo muy bien. Como hemos interrumpido su trabajo, pueden pasar dos cosas. Primera, que el estómago diga «muy bien, que trabaje otro» y manda la comida mal digerida y fría al intestino. Segunda, espera a estabilizar su temperatura otra vez, con todo en el estómago y, por esperar, los alimentos se empiezan a fermentar y a ustedes la tripa se les empieza a hinchar.

No sólo se enfría el cuerpo al beber líquidos fríos, también lo enfrían algunos alimentos que bajan la temperatura del cuerpo. Por ejemplo, los alimentos crudos. Las ensaladas, algunas frutas, los yogures, los helados. Alimentos que cuando los tomas están fríos. Esto no significa que sean malos, hay que comer alimentos crudos, pero no hay que excederse en las comidas porque es importante mantener la temperatura de la digestión. Se pueden comer ensaladas o yogur, siempre y cuando se tome algo caliente que aumente la temperatura que hemos bajado. La mejor solución para «calentar» el organismo cuando comemos alimentos frescos es ponerle condimentos que suban la temperatura interna. Por ejemplo, ponerle a la ensalada un poco de pimienta o al yogur un poco de canela. Eso hace que equilibre la temperatura cuando lo comemos. Otra solución es tomar una infusión después de comer que calentará nuestra «cocina».

La gente que tiene tendencia a engordar en la parte de abajo del cuerpo (piernas, trasero, chaparreras, celulitis) y tiende a la flacidez en esa zona no debería abusar de los alimentos fríos. Esas personas tienen un metabolismo lento y si encima lo hacen más lento el resultado es malo: retención de líquidos, hinchazón, celulitis...

Estás fría

Mari Luz era una chica que sólo comía muchas ensaladas, fruta, yogures, quesos frescos y algún helado de vez en cuando. Me decía que no entendía por qué tenía tanta flacidez si hacía ejercicio y comía pocas calorías. Yo le dije: «Mari Luz, estás fría». Ella no entendió nada porque era la primera vez que se lo decían y eso que era una experta en dietas. Mari Luz estaba muy «fría» por dentro. Los alimentos frescos, como su nombre indica, refrescan y mucho frescor produce humedades y las humedades reblandecen las paredes. Mari Luz tenía que dejar de tomar frutas grandes (sandía, melón) y que fueran muy acuosas durante unos días. Se tenía que decantar por frutas más pequeñas y secas, como los melocotones, el durazno, las peras. En lugar de los quesos frescos, que son blandos, tenía que tomar quesos más secos y de cabra u oveja. También debía evitar comer ensaladas y tomar alimentos más calientes, como sopas, purés, verduras al vapor o al horno, es decir, comida con más temperatura. Y lo que peor llevó fue que tenía que dejar los helados durante un tiempo y tomarlos sólo en ocasiones especiales. Todo cuesta, pero al día de hoy Mari Luz ha conseguido estar más delgada y, sobre todo, más dura.

PUNTO 6. MOVERNOS Y TENER BUENA ACTITUD

Nosotros somos un campo energético. El cuerpo y la mente son inseparables. Todo el mundo dice «desea algo con todas tus fuerzas y se te cumplirá», yo no sé si eso se cumple al cien por cien pero lo que sí tengo clarísimo es que los trastornos anímicos o afectivos influyen en los trastornos digestivos y los trastornos digestivos influyen en los anímicos. Si tenemos controladas nuestras emociones, podemos controlar nuestro estado de ánimo. Esto, como casi todo, no es tan fácil, pero sólo es cuestión de proponérselo. Para la medicina tradicional china el estado de nuestros órganos determina las emociones, el funcionamiento intelectual, determina cómo nos sentimos y cómo nos comportamos. Pues bien, si las emociones vienen dadas por el estado de los órganos, ¿qué podemos hacer para sentirnos mejor? Pues intentar que el estado de nuestros órganos esté lo más feliz posible, y eso lo conseguimos con los alimentos, el movimiento, el aire fresco, el sol y el descanso.

Con los alimentos

«El buen alimento hace joven al viejo», R. P.

Dependiendo de lo que elijamos para alimentarnos se crearán las bases de nuestra salud y, lo que es lo mismo, el funcionamiento de nuestros órganos y el tipo de energía que tendremos. Nosotros nos «comemos» la energía del sol gracias a los alimentos, sobre todo con la fruta y la verdura, que la atrapan en sus células gracias a la fotosíntesis. También con el agua (donde hay agua hay vida) porque sirve de vehículo para transportar los nutrientes y para eliminarlos. Si no bebemos agua, las vías de eliminación se atascan y cuanto más limpios estemos por dentro más limpios estaremos por fuera. Por tanto, cuanto más nos autorregulemos mejor nos sentiremos. Comer bien afecta positivamente a los genes que regulan la calidad y cantidad de unas importantes sustancias químicas del cerebro llamadas neurotransmisores (serotonina y dopamina), así que influimos en nuestro estado de ánimo para bien o para mal.

Con el deporte

«Buen ejercicio cura de todo vicio», R. P.

El deporte moderado tonifica los músculos, oxigena y ayuda a eliminar. El corazón es un músculo y como tal se tonifica y fortalece con el movimiento, no tenemos más que ponernos una escayola para darnos cuenta de lo importante que es el movimiento para los músculos. No hace falta «matarnos» en el gimnasio, con treinta minutos de paseo ligero es suficiente para tonificarlos. El corazón no sólo propulsa la sangre para que llegue a todos los rincones del cuerpo, sino que «late». Las células se copian, tanto para bien como para mal, las señales que se mandan unas a otras son ondas, son las emociones. Por eso, dependiendo de lo que sintamos, «latimos» de una forma u otra. Esas pulsaciones las manda el corazón que, energéticamente hablando, es el emperador, el que gobierna todo. De hecho, cuando tenemos una corazonada no podemos parar hasta hacerla realidad. El corazón, además de sangre, manda constantemente sonido, calor, luz, ondas de presión, señales eléctricas, magnéticas, electromagnéticas. La cardiología energética es quien las estudia. Si ese latido está acelerado nos generará mal humor, pero si está tranquilo ese latido facilitará los procesos regenerativos del cuerpo. Y como el deporte moderado le gusta a nuestras células, cuando lo practicamos nos lo agradecen enviándonos endorfinas, las famosas «células de la felicidad». Otro punto positivo del deporte es que sudamos a través de la piel.

Al sudar por la piel, eliminamos toxinas que tenemos y le quitamos mucho trabajo al hígado y al riñón, y ellos nos lo agradecen porque estamos ayudándonos a gestionar mejor el estrés. De hecho, si te das cuenta, cuando lo dejamos de practicar nos sentimos tensos y malhumorados.

El deporte tiene más beneficios. Por ejemplo, ayuda al sistema linfático (que se encarga de llevar sustancias de desecho). Este sistema no tiene ningún «corazón» que le ayude a propulsar lo que lleva, los que le ayudan son los músculos del cuerpo. Al contraerse la musculatura se comprimen los tejidos y le hacen una especie de masaje linfático. También nos ayuda a oxigenar los pulmones y una buena oxigenación favorece una buena eliminación.

Con aire puro, mejor aún

«Uvas, sol y aire será rico como nadie», R. P.

Cuando nos vamos de vacaciones, acostubramos ir a sitios abiertos, ya sea a la montaña o a la playa, porque necesitamos estar en contacto con la naturaleza. La calidad del aire que respiramos influye mucho en nuestro estado de ánimo porque también influye en nuestras enzimas. Las células tienen sistemas enzimáticos de desintoxicación que se activan cuando han entrado en nuestro cuerpo sustancias que no les gustan, estas sustancias pueden entrar por los alimentos o por lo que respiramos. El ritmo de vida nos impide muchas veces salir al campo pero tendríamos que ponerlo en nuestras agendas o pegarlo en el refrigerador. Es necesario salir al campo y rellenar nuestro «banco de enzimas» siempre que podamos. No hay mejor sensación que llegar a casa después de un día en el campo o en la playa. Con un día nos sirve para desconectar. Y nuestro cuerpo nos lo agradece con las endorfinas.

El optimismo

«Nuestra calidad de vida mejorará cuando mejoren nuestros pensamientos», SÓCRATES

Los pensamientos positivos y negativos está claro que afectan y mucho a nuestro sistema inmunológico (el defensivo). Como campo energético que somos, lo que sintamos le afecta a nuestros órganos. Esos pensamientos se trasladan por las ondas. Dependiendo de lo que sintamos llegará una información u otra. Si pensamos en positivo y nos reímos, simplemente con sonreír, aunque no tengamos motivo, ya le estamos mandando señales de alegría porque los sentimientos son físicos en el cuerpo. Una persona triste o enfadada se nota por su aspecto físico, igual que se ve a una legua una persona que es feliz.

Está más que comprobado que el efecto placebo existe y muchas veces funciona. Creernos las cosas funciona. No sólo somos nutrientes, enzimas y agua, también somos emociones, conciencia e instinto. La intención tiene efectos físicos así que... A SONREÍR.

HAY QUE IR POCO A POCO

Teniendo en cuenta estos seis puntos te aseguro que tu vida va a ser mejor. A todos nos cuestan los cambios y lo que te estoy proponiendo realmente es un cambio de hábitos. Y te lo propongo porque creo que los hábitos que tenemos hoy en día no son buenos y van en contra de nuestra salud y de nuestra apariencia física. Estar bien no es una cuestión de cuántas calorías comas (seguro que hay gente que no está para nada de acuerdo), es de la calidad de las calorías que tomas y de muchos otros aspectos que nos rodean y nos influyen. Te puedo asegurar que siguiendo esta forma de vida no se pasa hambre, pero somos animales de hábitos y cambiar eso también cuesta. Hay que ir poco a poco, según se nos vaya antojando cambiar. No te forces porque lo único que conseguirás es tomártelo como una obligación y te cansarás antes de tiempo.

Como mínimo tenemos tres oportunidades al día (las tres comidas) para hacer las cosas lo mejor posible. El cuerpo se hace de lo que comemos cada día, todo lo que somos depende de cómo sea nuestra manera de alimentarnos: el pelo, la piel, los huesos y también la forma de pensar, de sentir, de cómo nos afecten las cosas y de manejar mejor el estrés. Creo firmemente que la base de nuestra salud está en los alimentos, son ellos los que crearán las bases del funcionamiento de nuestros órganos. Cambiar mis hábitos no me ha costado casi nada porque si al cuerpo no se le decepciona él lo agradecerá infinitamente y eso se nota muy rápido. Estoy segura de que a ti te va a pasar lo mismo.

Para mí los alimentos no sólo tienen nutrientes o calorías, por eso no creo en las dietas ni en pesar los alimentos; son algo más, por eso me importa y mucho de dónde vienen, qué tipo de abono se ha utilizado o cómo ha vivido y cómo ha sido alimentada la gallina que ha puesto los huevos que me voy a comer, porque eso me lo voy a comer yo.

Lo que más tiene que importar es la calidad, de ella dependen las transformaciones. De nada me sirve comer dos mil quinientas calorías que estén compuestas de alimentos refinados, grasas saturadas, colorantes, conservantes, edulcorantes... Este tipo de alimentos sí me da energía, pero a la vez me consume lo que me da la vida: las enzimas. Nuestras enzimas no han evolucionado tanto como nosotros, ellas ignoran lo que hay en los alimentos de hoy en día muchas cosas se les añaden para que estén más bonitos, para que tengan mejor sabor o para que duren más sin ponerse duros. Si las enzimas no conocen con lo que se enfrentan, difícilmente se podrán hacer cargo.

Cuando empecé a comer siguiendo estas pautas, lo primero que hice fue olvidarme de las calorías y preocuparme por el tipo de alimentos que elegía, y ahí empecé a ser consciente de lo diferentes que son unos a otros. Son tan diferentes como nosotros y viven en el mismo sitio que nosotros. Aparte, los alimentos entre sí no son iguales. Dependiendo del color, la textura, el tamaño, el sabor, la manera de preparación, la temperatura, los alimentos tienen unos efectos u otros, aunque tengan el mismo número de calorías. Por ejemplo, no es lo mismo una nuez que una almendra, no es lo mismo beber agua fría que caliente. El estrés, la ansiedad, los kilos de más, nada de eso «tiene tanto poder» como para no poder combatirlo. El poder se lo damos nosotros y como se lo hemos dado, ahora se lo vamos a quitar con unas armas que tenemos a nuestro alcance.

LOS EXTRAÑOS SON MUY MALOS

Casi todo lo que el cuerpo no reconoce lo lleva a las grasas, aunque no tengan calorías, aunque sean *ligth*. Muchos productos de uso habitual llevan sustancias que si se abusa de ellas pueden alterar las hormonas, los nervios, las defensas. El doctor José Luis Domingo Roig ha hecho un estudio exhaustivo de todas esas sustancias. No quiero decir que esté en contra de los productos *light* ni de la comida envasada, pero el problema es el abuso. Cuando el hígado pretende expulsar todas esas toxinas que se generan que le cuesta tantísimo reconocerlas, pone en marcha más de cien enzimas especializadas para transformarlos en «material desechable». Cada día se utilizan más colorantes, pesticidas, aditivos, conservadores. Se puede ver en las etiquetas de los alimentos, por ejemplo, cuando leemos los ingredientes de un jamón york normal alucinamos porque tiene un montón de cosas. Sólo 60 por ciento de jamón y el resto, ¿qué es? O los ingredientes de las salsas o de otros muchos alimentos. Luego está el mundo de los edulcorantes, miedo me dan... Sobre todo desde que leí un artículo del doctor H. J. Roberts que decía que «el aspartame crea una necesidad malsana de hidratos de carbono». Yo huyo de ese tipo de alimentos porque no tengo una buena capacidad digestiva y lo único que consigo es sobrecargar mi hígado. Ése es el problema de comer alimentos muy manipulados.

Todas esas miles de cosas, con nombres impronunciables, como no sirven para nada y no se pueden eliminar de repente —pues unos se van a las caderas y muslos, otros al abdomen y otros se quedan vagabundeando por ahí—, lo único que hacen es bajar el rendimiento y las funciones de nuestro cuerpo a todos los niveles. Esas suciedades lo alteran todo, impiden que los nutrientes lleguen a su destino y que se eliminen rápidamente. Total, que no sólo acumulamos esas sustancias «extrañas», sino nuestros propios residuos (las células también hacen «caquita»), que también tienen que salir, y no salen o lo hacen muy tarde. Acumula, acumula y acumula porque todo va lento. El cuerpo se protege de esos extraños de varias formas, por ejemplo, reteniendo agua. Lo que consigue con ello es separar los «extraños» de las células para que éstas puedan trabajar lo mejor posible. Además retiene agua para intentar diluirlos y que así los nutrientes puedan «atravesarlos» mejor para alimentar a nuestras células. También «secuestra» minerales porque esos «extraños», al ser muy irritantes porque son muy ácidos, no pueden «vagabundear» a sus anchas por la sangre. La sangre tiene que tener un pH concreto, si ese pH baja por culpa de los ácidos, el cuerpo lo tiene que subir, y para subirlo necesita de los minerales que están en los huesos, el pelo, la piel... Otras veces los intenta eliminar a través de la piel, y eso nos puede provocar problemas tanto en la piel de fuera como en la piel de dentro (las mucosas). Y cuando ya usó todos sus recursos llega la enfermedad. Por eso es tan importante mantenernos limpios por dentro.

A mantenernos limpios nos ayuda la comida orgánica o biológica (los que tienen la etiqueta «AB»). Este tipo de alimentos no usan pesticidas, herbicidas e insecticidas muy agresivos, ni productos químicos de síntesis, también respetan la rotación de cultivos. Alimentan a los animales limitando estrictamente el uso de antibióticos. La mayoría de los alimentos orgánicos no pueden llevar transgénicos (etiqueta

OMG). Y sobre todo porque respetan el medioambiente. Sé que es difícil encontrarlos, que son más caros que los alimentos «normales», pero son mejores y a la larga lo agradeceremos.

Capítulo 7

Cada comida tiene su importancia. El desayuno

Nosotros tenemos que comer varias veces al día. Parece una obviedad pero me he encontrado con gente que hace sólo una comida al día, «pero una comida fuerte». Incluso, una persona que me escribió al blog me dijo que hacía la «dieta del perro». La dieta consistía en comer una sola vez al día. O eres un maestro zen o me parece una tontería. Nosotros tenemos que hacer varias comidas al día y no compararnos con otros animales. Si fuéramos una serpiente, con comer muy de vez en cuando ya no nos tendríamos que preocupar, pero como nos ha tocado venir a este mundo en forma de humanos, pues comamos como humanos. Gracias a los alimentos, además de pelo, sangre, tobillos o cualquier parte del cuerpo, obtenemos la energía. Si no tenemos energía, no tenemos nada. Podemos estar con un cuerpazo o con pelazo pero lo que nos hace felices de verdad es la actividad, hacer cosas, y sin energía es imposible. Así que dependiendo de lo que nos alimentemos así será nuestra energía, nuestras emociones, nuestros pensamientos. Hay que comer alimentos que tengan energía, en especial cuando comienza el día que es cuando iniciamos nuestra actividad.

CADA PERSONA ES UN DESAYUNO

El desayuno es la comida más personal de todas. Si te das cuenta, cada uno desayuna una cosa. Es una comida en la que solemos ser muy fieles. Siempre desayunamos lo mismo. Cada uno tiene su desayuno y suelen ser bastante diferentes. El que es de pan tostado es de pan tostado a «muerte», el que es de panecillos no toma otra cosa, el que es de café con leche, no lo cambia por nada...

Te cuento una historia que te va a sonar. Hace poco me fui a pasar un fin de semana a un hotelito al campo y quedamos para ir a hacer una excursión a pie. Nos juntamos en el desayuno en un «saloncito» muy agradable donde ponían cosas riquísimas de la tierra. Cada uno pidió su desayuno y fueron totalmente diferentes:

Pepe: se tomó un jugo de naranja, pan tostado con tomate y aceite y café con leche de vaca.

María: pan tostado con jamón york y café con leche de vaca.

Luis: cuernito a la plancha con mantequilla y mermelada y café con leche.

Jacobo: no desayunó porque no le entra comida por la mañana.

Todos estaban desayunando fenomenal y supercontentos. Como siempre, la rara en el desayuno era yo. Mi desayuno fue: te de manzanilla con limón, dos kiwis, una manzana y unas fresas que tenían de la zona. Mis amigos se preocuparon porque no había comido nada consistente (a Jacobo lo conocemos y como no desayuna nunca, ni se comenta). Me decían: «¿Sólo vas a comer eso? Mira que vamos de excursión a pie y ahí se gasta mucha energía y te vas a morir de hambre». Yo estoy tan acostumbrada a que la gente comente lo que como o dejo de comer, que no contesté; preferí que el tiempo pusiera a cada uno en su sitio. Bueno, pues nos fuimos de excursión al campo preparados para pasar la mañana paseando a nuestro ritmo y respirando aire del bueno. A la hora de ir andando, Pepe nos contó que a la semana siguiente iba a ir al médico porque tenía acidez siempre y no sabía de qué era. María estaba con su tema favorito: cómo eliminar sus «chaparreras». Luis pedía que paráramos a tomar algo y Jacobo estaba deseando llegar a donde fuera, pero llegar y dejar de andar. Yo estaba pletórica, disfrutando del paisaje, del aire y «aguantando» las quejas de mis compañeros. Pero ¿para qué estamos los amigos? Para escuchar los lamentos de los demás... Yo ya no les digo nada de la alimentación porque me dicen que para mí todo tiene que ver con comer. ¡¡¡¡Y es que todo tiene que ver con lo que comemos!!!! En este caso, todos fueron víctimas de sus desayunos...

Despertar poco a poco

Se dice que el desayuno es la comida más importante del día y estoy totalmente de acuerdo. Yo sin desayunar no paso ni por todo el oro del mundo, pero, claro, depende de lo que desayune.

Nosotros pertenecemos al entorno, quiero decir que cuanto más nos adaptemos a él, mejor. El día tiene su ritmo que lo marca el sol, igual que a nosotros. ¿Cómo amanece un día? Despacito, de una forma progresiva y con él se van despertando las flores, los animales... Los integrantes del planeta empiezan el movimiento poco a poco para llegar a su punto máximo cuando el sol está en lo más alto. Pues nosotros, que somos integrantes del planeta, tenemos que hacer lo mismo, despertarnos poco a poco. Sé que cuando leas esto pensarás que eso no lo puede hacer nadie. Que prefieres dormir diez minutos más antes que madrugar para poder hacer las cosas a tiempo. Como lo dije al principio, cuidarse está en tus manos. Tú eres el que tienenes que valorar si vale la pena que te levantes antes para poder despertarte poco a poco y no apurarte al máximo para salir corriendo al trabajo. Lo que sí te puedo asegurar es que para desayunar nos tendríamos que tomar nuestro tiempo, porque los alimentos que tomamos en el desayuno y la forma en que los comemos influyen mucho para que a lo largo de todo el día estemos llenos de energía.

Cada mañana cuando nos despertamos lo primero que hacemos es ir al baño. Tenemos nuestras necesidades: vaciar la vejiga y el intestino, limpiarnos el cuerpo, lavarnos los dientes, acicalarnos y ponernos guapos para salir a la calle. Pues por dentro el cuerpo tiene las mismas necesidades, necesita limpiarse. Durante la noche el cuerpo ha estado trabajando, asimilando lo que hemos comido y llevando a la puerta de salida lo que no quiere. Si nosotros por la mañana entorpecemos esa eliminación y, además, a lo largo del día volvemos a llenarlo de residuos, cada día que pase le costará más eliminar lo que no quiere. Cuanta menos «porquería» tenga nuestro organismo, mejor funcionará todo. Tengo que decir que la porquería se genera aunque comamos muy, muy bien, así que todos deberíamos hacerlo. Eso no quiere decir que no podamos desayunar, al contrario.

MI COMIENZO DEL DÍA

Yo sigo siempre la misma rutina para comenzar el día. Desde que entendí que el cuerpo lo que quiere al levantarse es eliminar, lo que hago en cuanto me levanto es pasarme un guante de crin en seco. Con esto elimino mis células muertas y empiezo a despertar mi sistema sanguíneo y linfático. Esto es importante porque después de tantas horas en posición horizontal ayudas a ponerse en marcha al sistema linfático por el que salen muchas sustancias de desecho y que, además, al ser más lento y pesado que la sangre esta ayudadita le viene genial, luego me baño.

Antes de comer nada sólido siempre bebo. Bebo y bebo. Con eso me hidrato porque he estado unas ocho horas sin hidratarme y a la vez que me hidrato le paso «la manguera al tubo digestivo», me baño por dentro. El agua templadita con limón es lo mejor para limpiarte por dentro (como el lavaplatos con limón que es el que limpia la grasa) y si no se me antoja el agua con limón pues me tomo una infusión suave que favorezca la eliminación o simplemente agua a temperatura ambiente.

Volviendo al desayuno de mis amigos, ninguno de ellos lo hizo, bueno, sólo Pepe (el de la acidez) que se tomó un jugo de naranja y al momento la tostada de pan blanco con aceite y tomate. Los demás empezaron por lo sólido el cuernito, el jamón york y la leche. Todos estos alimentos cuando se metabolizan producen residuos ácidos, y los ácidos son los «malos», son los que estresan, los que corroen, los que nos debilitan. Si a esto le añadimos que es por la mañana cuando la sangre está más ácida porque tiene que llevar a la puerta de salida todo lo que se ha desechado por la noche, empezamos mal el día, porque el equilibrio más importante para sentirnos bien es el de la sangre. La sangre pasa por todos los órganos, todos los tejidos, tiene que llegar hasta el rincón más profundo del cuerpo, por eso cuanto menos ácida y más limpita esté, mejor. El doctor Paavo Airola creía que la acidosis es la causa básica de la enfermedad. De hecho, si te acuerdas, la parte de nuestro cuerpo donde hay más ácido es en el estómago, que es precisamente el que tiene el revestimiento más potente, y cuando éste se «rompe» aparecen las úlceras. Esto nos indica que todo lo que está fuera del estómago no tolera bien la acidez, así que cuanto más ácida sea la sangre, menos efectivas serán las enzimas. ¿Y qué es lo que mejor nos viene por las mañana para limpiar y rebajar la acidez? Las frutas y las verduras.

UN BUEN DESAYUNO

Lo primero que hago, como ya te he contado es limpiarme por dentro. Me depuro con el agua con limón o con una infusión. Luego cuando ya estoy limpia como «colores», ya sean los de la fruta (entera o en jugo), los de las hortalizas (enteros o en jugos de zanahoria, apio) o mezclados (jugo de manzana con zanahoria...) para llenar mi banco de enzimas y sus ayudantes, los minerales y vitaminas. Ahora sí estoy preparada para desayunar.

Según qué desayunemos así va a trabajar el cuerpo. Es la primera comida, y dependiendo de qué lleve esa comida, así se pondrá a funcionar el cuerpo. Si la primera comida que le llega respeta su funcionamiento, todo irá en orden y nosotros ni nos enteramos de que está trabajando. Si la primera comida va mal, entonces estará dándonos síntomas durante toda la mañana y seguramente a lo largo del día. Esos síntomas son como la voz de los órganos, la voz del cuerpo. Por tanto, si dependiendo de lo que comamos tiene unos síntomas u otros, nuestra comunicación se establece a partir de la comida, de los alimentos que elijamos para nutrirnos. Luego de nosotros depende qué le decimos a los órganos. Le podemos decir: «Estate contento y no te preocupes por nada que yo te voy a cuidar» o «mira, bonito, tengo mucha prisa, yo también te quiero, pero ahora no tengo tiempo. Pasa con todas y cada una de las células del cuerpo. Si les damos cosas que reconozcan, estarán contentas y relajadas; si les damos cosas que les dificulte su trabajo, estarán estresadas.

Por eso no recomiendo el desayuno de mis amigos con pan blanco y cuernito porque eso es azúcar simple, sin enzimas, prácticamente, sin vitaminas ni minerales, y ¿qué pasa? Que al ratito de comerlos sale la hormona insulina del páncreas. La insulina se lleva ese azúcar tan simple muy rápido y con facilidad y «para» de trabajar. El azúcar del pan blanco y del cuernito, como es simple y muy fácil de manejar, se almacena muy rápido. Primero se guarda en el hígado y luego en el músculo, pero como se llenan muy rápido el que sobra se va directo a las «lonjas». Como se guarda tan deprisa, vamos a volver a tener hambre de nuevo enseguida. Esto es lo que pasa con los famosos «picos de insulina». Son como una montaña rusa, el azúcar simple pasa muy rápido y de golpe a la sangre y como la sangre no puede tener demasiado, la insulina lo saca a gran velocidad y al bajarlo tan rápido se vuelve a sentir hambre. Para adelgazar hay que evitarlos a toda costa porque nos hacen comer en exceso.

¿Cómo podemos evitar los picos de insulina? La diferencia entre los cereales integrales (o complejos) y los blancos (o simples) es que la insulina, que es una «listilla», lo quiere hacer todo a la mayor velocidad posible. Pues vamos a ponérselo un poco más difícil, que no se crea que los demás somos tontos. Si comemos azúcares complejos, como de absorción lenta, ella tiene más trabajo porque los azúcares complejos tienen más personalidad y son más tranquilos y seguros de sí mismos y les gusta disfrutar del viaje y se toman su tiempo. Cuanto más tiempo tarden en «viajar», más tarde tendremos hambre. Hay muchísimas hormonas y todas son muy poderosas, así que si «controlamos» a la insulina, una de las jefas, más fácil nos resultará controlar todo lo demás.

Por eso lo mejor de los desayunos es que te hidraten y sean nutritivos, porque son los que ponen la maquinaria en marcha. Lo ideal son los cereales, y no sé si lo sabes, pero hay más de los tres más conocidos (el trigo, el arroz y el maíz), existen la quinoa, el mijo, el kamut, el amaranto, la espelta, el trigo sarraceno... En fin, que hay muchos, y hoy en día se encuentran en los supermercados más famosos. Más adelante hablaremos y te contaré exactamente cuáles son los desayunos para empezar bien el día y conseguir perder peso.

EL MEJOR DESAYUNO

No hay que desayunar todos los días lo mismo. Hay que intentar variar al menos tres veces por semana y no sólo el desayuno, sino cualquier comida. Hay que variar los ingredientes para que tomemos todos los nutrientes que necesita nuestro cuerpo con el paso de los días. Si siempre desayunamos el mismo cereal, tendremos un montón de nutrientes de ese cereal pero careceremos de otros nutrientes diferentes que también se necesitan. Yo casi siempre desayuno cereales pero lo hago con «presentaciones» diferentes. Unos días los tomo en hojuelas, otros «inflados», otros en tostada de pan a la que le suelo poner semillas y aceite o en lugar del aceite aguacate, los voy variando dependiendo de cómo se me antojen. Te propongo unos desayunos completos con cereales:

— Avena en hojuelas con leche de avena.

— Pan de centeno con aceite de girasol con unas semillas de linaza.

— Arroz con leche de avena.

— Mijo con leche de arroz y canela.

— Quinoa con leche de espelta.

— Cuernito de espelta con leche de soya.

Ahora está de moda el salvado, yo no lo tomaría muy a menudo porque a la larga puede impedir la absorción de algunos minerales, además, ¿para qué tomar salvado si como el cereal completo?

También es muy bueno desayunar proteínas, por ejemplo, huevos. La mejor forma de prepararlos es pasados por agua, o por lo menos que la clara esté cuajada y la yema poco hecha. Se pueden hacer fritos con un poquito de agua, quedan geniales. Se pueden tomar en tortilla francesa, yo cuando me la hago le pongo espárragos o alcachofa con perejil y después cuando ya está hecha le echo por encima germen de trigo, levadura de cerveza con un chorrito de aceite de linaza. Vamos, de todas las maneras que quieras. Lo peor es comerlos fritos por la mañana.

Un buen desayuno puede ser también jamón, no york, a no ser que sea natural cien por cien, con tostadita de pan y aceite. O requesón, queso quark con aceite y semillas de linaza que está buenísimo (este plato le encanta a nuestra flora intestinal). O yogur natural y fresco con los cereales y frutos secos (nueces, almendras, avellanas) y deshidratados (pasas, orejones, higos).

Cuando ceno mucho el día anterior suelo desayunar fruta durante toda la mañana y la cantidad que quiera, pero nunca mezclando frutas dulces (plátano, durazno, albaricoque, manzana dulce), con ácidas (fresa, manzana verde, kiwis, naranja) porque «chocan» al hacer la digestión y fermentan. El melón y la sandía tampoco deben mezclarse ni entre ellos ni con otras frutas. O desayuno fruta y luego me tomo un puñado de frutos secos.

PROBLEMAS EN EL DESAYUNO

Vuelvo a mis amigos que los he dejado con la palabra en la boca: Pepe me decía que siempre tenía acidez de estómago. Al ver que se tomaba un jugo de naranja en ayunas le propuse que lo combinara con zanahoria. El jugo de naranja en ayunas a las perso-

nas que no tienen un buen «fuego digestivo» le puede provocar acidez porque la naranja «vacía» muy
pronto la vesícula biliar, que es la que guarda la bilis
para ayudar a digerir las grasas. Si se vacía nada más
empezar el día, luego no tienes la suficiente para digerir bien. También le propuse que se tomara durante unos días jugo de papa (sí, ya sé que muy rico no
es). Es muy fácil de hacer, licuas una papa, la rebajas
con un poco de agua y te lo tomas como si fuera un
jugo (que lo es). La acidez le desapareció a Pepe en
pocos días. Los alimentos tienen un poder muy grande. Ahora sus jugos mañaneros son de naranja y zanahoria y a veces le pone manzana en lugar de zanahoria o pera.

Si te acuerdas, Jacobo no desayunó y lo único
que quería era llegar a nuestro destino. Al llegar se
tuvo que beber dos cafés para estimularse. Si nosotros
no desayunamos ni comemos nada durante toda la
mañana, lo único que conseguimos es «arrugarnos»
porque como no llevamos combustible para encen-
dernos, el organismo busca otras vías como, por ejemplo, poner a las hormonas del «estrés» en marcha para
buscar azúcar de las reservas, en las grasas acumula-
das en el cuerpo, pero esto es un arma de doble filo
porque, las hormonas del estrés gastan muchas enzimas y generan muchos radicales libres provocándo-

nos irascibilidad y a la larga, ansiedad, y porque el hecho de transformar material de reserva en azúcar por no comer le cuesta muchísimo a nuestro hígado y provoca cetosis (se crea acetona) y luego el riñón se las tiene que ingeniar para eliminarla. El cuerpo necesita combustible, incluso para quemar grasas y adelgazar porque la maquinaria tiene que seguir funcionando. Hay gente que al levantarse no puede llevarse nada a la boca (no sólo Jacobo). Seguramente es porque han cenado mucho y tarde y como por la noche la digestión no se hace bien, se levantan con sensación de pesadez.

Por la mañana siempre es mejor comer algo. Si no se tiene hambre al levantarse, a la hora, más o menos, se debería ingerir algo.

Capítulo 8

Al mediodía, la comida

Es en la hora de la comida cuando el sol está en lo más alto. Después de habernos alimentado con el desayuno para pasar toda la mañana trabajando llegamos al mediodía con nuestro cuerpo ya cansado del trabajo realizado... Como le queda toda la tarde para seguir adelante, tenemos que llenarlo de energía otra vez. Hay que pasar por la gasolinera y rellenar el depósito para seguir nuestro recorrido. Al necesitar nutrientes, el cuerpo nos manda la señal de hambre. Depende de lo que comamos y cómo lo preparemos, tendremos mucha energía hasta la noche o todo lo contrario. En el desayuno el estómago está a pleno rendimiento porque es cuando más le gusta «comer». Es entre las siete y las nueve de la mañana (por eso es tan importante hidratarnos y nutrirnos bien a esas horas) su hora favorita para trabajar. A la hora de la comida, entre la una y las tres de la tarde, el estómago ya no tiene tantas ganas de ponerse a «trabajar», el que más ganas tiene a esas horas es el intestino delgado, que está a tope. Está deseando recibir cosas para decidir qué entra a la sangre y qué no. Si comemos copiosamente, le creamos un problema a nuestro cuerpo. Como hemos visto, no es una hora en la que nuestro estómago quiera trabajar, así que está descansando. Si comemos mucho y pesado al no estar a tope, le cuesta un montón hacer la digestión de todo ese alimento y le pasa al intestino los alimentos poco «trabajados», es decir, mal digeridos. Y si nos metemos en problemas con el intestino ya son palabras mayores. Si al intestino le llega la comida mal digerida, entonces tiene que estar más tiempo decidiendo qué es lo que entra al interior o qué manda a la puerta de salida. Al ser un proceso más largo, hay mayor tiempo de espera. El alimento se «cansa» de esperar y fermenta. Entonces aparecen los gases, distensión en la parte baja del abdomen... Esas cosas que «tanto» nos gustan.

Y recuerda, el buen estado del intestino repercute muchísimo en nuestro estado emocional, él sintetiza proteínas y ácidos grasos que alimentan nuestro cerebro para que nos sintamos «a gusto», felices y ese estado de ánimo es lo contrario al estrés...

Te voy a seguir contando la historia de la excursión con mis amigos porque es un ejemplo perfecto para que entiendas mejor cómo se comporta el cuerpo según las diferentes formas de comer.

PARA EMPEZAR, UNA INFUSIÓN

Después de nuestro paseo por el monte, en el que tuvimos que parar para tomar algo porque alguno de mis amigos lo necesitaba, decidimos parar a comer antes de llegar al hotel. Ya llevábamos un buen rato de «caminata» y todos teníamos hambre. En el restaurante habíamos quedado con Antonio, un amigo que no había podido venir porque tenía trabajo y se apuntaba sólo a la comida. Al llegar al restaurante, Antonio ya estaba allí y con prisas «vamos a comer rápido que me tengo que ir». Mal comienzo de comida. Las prisas, como ya hemos visto, no son nada buenas para comer. Al sentarnos a la mesa nos pusieron unas papas fritas de bolsa y pedimos la bebida. Pepe, una cerveza; María, un refresco con gas y frío, y Jacobo, un vinito. Yo, otra vez la rara, un té de manzanilla con limón. A la gente le sorprende cuando pido antes de comer un té de manzanilla con limón. Siempre tengo que explicar: que no es una infusión que me guste tomar antes de comer. Luego veremos el porqué.

Para empezar pedimos una ensalada para compartir. La ensalada llevaba tomate, lechuga, cebolla, huevo, atún, sal, aceite y vinagre. Pepe y Antonio pidieron de segundo un plato combinado, filete de ternera con arroz blanco y huevo; María, un plato de pasta a la boloñesa (con tomate y carne), y Jacobo, unas chuletitas de cordero y papas fritas. Todos toman pan. Yo pedí un pescado al horno con verduras. Como estaban muy buenas, repetí verduras. Pepe y María pidieron un helado de vainilla y chocolate de postre; Jacobo, un café, y Antonio salió disparado porque llegaba tarde. Yo pedí una infusión y no tomé postre.

Por la tarde teníamos previsto ir a un lago muy bonito que está en la zona. Pepe y Jacobo querían pasar por el hotel para «acostarse» un rato. Perfecto, descansamos todos. No hay nada como una buena siesta. Quedamos en la recepción después de la siesta. A los cuarenta y cinco minutos yo bajé para irnos. Estuve esperando un rato largo, muy largo, tan largo que volví a subir a la habitación. A las dos horas aparecieron con ganas de «comer» algo antes de ir al lago.

Es normal que estuvieran dos horas «descansado» porque comer mucho a la hora de la comida «relaja». El estómago como está perezoso no quiere trabajar mucho y es precisamente en la digestión donde más energía necesitamos para poder descomponer los alimentos, por eso una «siestecita» y algo (tampoco mucho) de reposo es ideal. Hay tantos elementos trabajando y tanta sangre acumulada que cuantas menos cosas hagamos mejor. Por eso comer pesado y demasiados alimentos a la vez nos quita energía a lo largo de la tarde. Nada da más pereza que grabar un programa a las cuatro, o sentarse delante de la computadora en la oficina, o volver a cualquier puesto de trabajo. Lo que nos gustaría a todos sería irnos a casa a dormir la siesta y que nos dejaran en paz.

APOSTAR POR COMIDAS FÁCILES

Lo mejor a la hora de la comida es hacer comidas fáciles de digerir para que el estómago sea lo más efectivo posible y luego al intestino baje todo mejor. Es decir, que no tenga que hacer un sobreesfuerzo. Esto no quiere decir comer poco. Para nada. Pero si podemos hacer cosillas que remen a favor, mucho mejor. Por ejemplo, no comiendo las papas fritas que nos han puesto cuando nos hemos sentado a la mesa (esto es más fácil si estamos en casa). Las papas fritas tienen azúcares muy simples que nos abren el apetito muy pronto y luego nos harán comer de más. Si queremos picar algo mientras nos traen la comida, es mejor tomar unas aceitunas amargas o picantes, unas anchoas, unos encurtidos, unos boquerones, unos berberechos o unos mejillones. Estos alimentos al ser salados estimulan los jugos del estómago, y la insulina no sale a «chorros». Lo perfecto serían unos crudités (ensaladas crudas) de rábano, zanahoria o apio. En descargo de mis amigos he de decir que nadie pidió las papas, nos las sirvieron por voluntad propia.

Es también ideal empezar por algo caliente, sobre todo para los que tienen el estómago débil. Yo acostumbro tomar una infusión, pero es igual de bueno tomarse un consomé (como el de verduras con pollo que nos dan nuestras madres cuando estamos enfermos), una sopa o un caldo de verduras. Así preparamos el fuego del estómago para que lo que metamos luego se cocine mejor. Después ya podemos comer lo que más nos guste, pasta o arroz, legumbres o carnes, pescados o huevos, pero preparado de la forma más sencilla posible y siempre con verduras (en ensalada, al vapor, estofadas o al horno). Como en el estómago lo que mejor se digiere son las proteínas y a esas horas está perezoso, lo ideal es optar por ellas. No quiere decir que no podamos acompañar el pollo o la proteína que elijamos con arroz (por poner un ejemplo), pero que el arroz o el cereal que combinemos sea de acompañamiento (poca cantidad), como lo hacen los orientales, que lo ponen cocido sin más. Y recuerda que las proteínas no sólo están en la carne, las legumbres tienen muchísimas y nos resultan más fáciles de digerir, éstas con cereales son estupendas para darnos energía y no sentirnos pesados. También casan bien las papas al vapor, estofadas o al horno con huevos y verduras. Pero sobre todo para los que tienen las digestiones más débiles les recomiendo un solo tipo de proteína o un solo tipo de hidrato por comida con verduras. Y para todos, nunca las bebidas muy frías cuando comemos, hay que recordarlo. Apagamos el «fuego» de nuestra cocina interna que es el estómago y luego tarda mucho en volver a tomar temperatura para seguir con la digestión.

EVITEMOS EL POSTRE

El postre es el final perfecto... para una mala digestión. Lo mejor es no tomar postre porque «activa» las fermentaciones. De hecho, después de un postre siempre nos gusta el café para estimular la digestión. ¿Por qué queremos activarla? Porque la hemos suspendido con el postre. Los postres más comunes suelen llevar muchas grasas y azúcares que lo único que hacen es retrasar el vaciamiento del estómago y engordar. Tampoco es bueno tomar fruta como postre. Si vamos a comer frutas, evitemos tomarlas frescas. Son mejores las frutas al horno o en compota. Si hemos comido cereales, es preferible que tomemos frutas dulces, como el durazno, la manzana dulce, el melocotón... Si hemos comido proteína, es mejor decantarse por las ácidas como la piña o las fresas. La fruta más digestiva es la pera.

Pero lo mejor para no tomar postre es levantarse «a gusto» de la mesa, yo prefiero repetir un platillo a tomar postre.

Comiendo así nos sentiremos saciados y «bien nutridos» para aguantar perfectamente y con buen humor toda la tarde, sin sobrecargar el estómago y facilitando el trabajo del intestino. Tendremos «gasolina» para lo que nos queda por la tarde. Si no comemos bien, al cabo de un rato volverá a presentarse un amigo, el hambre, y nos pedirá dulce para salir adelante. Llenemos bien el depósito y así no tendremos que parar hasta llegar a la hora de la merienda.

Capítulo 9

La hora de la merienda. La hora del dulce

Para la mayoría de la gente la hora de la merienda se resume en comer dulces: unas galletitas, un bollito... Por lo general estas personas tienden a retener líquidos, tener celulitis, son más lentas moviéndose. Luego están a quienes les gusta lo salado, pero son los menos, los que «no paran en todo el día». La gente que es más lenta es la que más necesita activarse a cada rato, y qué es lo que más activa: el dulce. Si buscamos el dulce «desesperadamente» es porque el órgano que más lo necesita, que es el cerebro, sólo obtiene la energía de la glucosa. Y si necesita energía «desesperadamente» es porque lo que hemos comido no ha sido suficiente para que tenga energía, es decir, no hemos comido suficiente. No en cantidad, sino en calidad.

Muchas veces la necesidad de dulce no es más que la falta de algunos nutrientes, como por ejemplo el triptófano. Gracias al triptófano producimos serotonina, una sustancia química que transmite información de una neurona cerebral a otra. La serotonina es muy importante porque controla el estado de ánimo. Si tenemos un buen nivel de serotonina el cerebro nos manda pensamientos y emociones positivos. Por el contrario, su falta puede inducirnos a la irritabilidad, a la depresión, a la ansiedad, a los pensamientos negativos, a la baja autoestima. Sí, la alimentación también tiene mucho que ver con los problemas mentales. Los desequilibrios afectan a todos los órganos, incluido el cerebro. El triptófano, que es un aminoácido, se encuentra en muchos alimentos, como la carne, los huevos, el pollo (tiene mucho), el pavo, el pescado, la papa, el plátano, el cacahuate o el maíz, pero es muy sensible y muy influenciable de quien le acompaña porque es «pequeñito»; es decir, aunque se encuentra en muchos alimentos está en una proporción baja y, por si fuera poco, el triptófano tiene varios enemigos que son capaces de anularlo. Por ejemplo, las altas temperaturas, la cafeína, los edulcorantes artificiales, el estrés permanente (cuanto más estrés, más cantidad se necesita para estar tranquilo) o tener poca vitamina del grupo B (sobre todo la B3). Pero hay otro problema, el triptófano para entrar en el cerebro necesita insulina, y a la insulina lo que más le «provoca» es el dulce. El problema del dulce es que si no es de buena calidad, la insulina lo mete muy rápido en casa, entonces volvemos a picar y ya entramos en un círculo vicioso: «los picos de insulina».

Huyamos, bollería industrial

Para evitar los picos de insulina hay que darle al cuerpo dulce de buena calidad, por eso cuanto más huyamos de los dulces industriales menos los necesitaremos. Primero porque para poder utilizar el dulce «malo» necesitamos vitaminas del grupo B, y se la tenemos que regalar nosotros porque él no trae la suficiente cantidad. Es decir, si tomamos esos dulces a diario, cada día tenemos menos vitamina B, y las vitaminas del grupo B son las que más energía nos aportan y las que nos ayudan a sentirnos felices. Otro problema del dulce «malo» es que al ser simple, la insulina lo mete muy rápido en casa. Lo mete tan rápido que sentimos necesidad de comer de nuevo al poco tiempo, y entramos de nuevo en el círculo vicioso que he comentado antes. Para ahorrarnos todo este «trajín» lo mejor que podemos hacer es tomar cereales integrales en las comidas. Los cereales integrales tienen muchísima vitamina B. Además, la insulina no sale a «chorros» sino de una manera gradual, y tarda mucho más en «transportar» el azúcar, por lo que no lo vamos a necesitar al poco rato de forma «desesperada».

Se pueden comer bollos y galletitas en la merienda pero elijamos los que nos aporten, no los que nos restan. Elijamos la bollería que se prepara con cereales integrales, sin grasas trans o azúcares refinados. Hoy en día encontramos las mismas cosas: bizcochos integrales, galletas de kamut, brownies, etcétera, y en los mismos establecimientos, una vez más, sólo tenemos que cambiar de pasillo. Dales una oportunidad porque están muy buenos. ¡Lo prometo!

Capítulo 10

La cena

Normalmente, por la noche es cuando más hambre tenemos porque ya nos sentimos relajados, nuestros nervios por fin están tranquilos y es entonces cuando «se activan los jugos gástricos». Cuando los nervios del estómago están relajados, los jugos gástricos se «miran» y dicen: «Vamos, por que no hay moros en la costa». Es ese momento cuando cualquier olor a comida o cualquier anuncio en la tele de algo que llevarse a la boca nos hace salivar. Tanto, que podríamos comer cualquier cosa. Ahora bien, la elección de los alimentos de la cena es muy importante para el descanso y el sueño reparador. Si cenamos favoreciendo al hígado entonces será reparador, si no será a sobresaltos, con pesadillas, y lo que es peor, si mantenemos esta situación en el tiempo podríamos llegar a tener insomnio.

El hígado cuando más trabaja es entre la una y las tres de la madrugada. Es el órgano fundamental del metabolismo. De hecho, es uno de los órganos más grandes del cuerpo, por tanto, su salud afecta a todo el organismo. Si él está contento, el cuerpo está contento; si él está cansado, el cuerpo está cansado. El hígado tiene un montón de «responsabilidades». Entre otras muchas cosas almacena azúcar, crea proteínas, vitaminas, produce el colesterol, fabrica la bilis, etcétera. Pero también tiene una función primordial: desintoxicar, eliminar desechos. Por ejemplo, el amoniaco que se produce por la metabolización de las proteínas lo convierte en urea para que sea menos tóxico y se pueda eliminar por la orina. Descompone hormonas viejas, procesa los fármacos y el alcohol y elimina todo tipo de impurezas. No se aburre nunca porque tiene una lista importante de tareas que hacer. Entonces, si siempre cenamos tarde no le damos tiempo a que prepare todo para llevarlo a la puerta de salida.

Volvamos a la excursión que hice con mis amigos Pepe, María y Jacobo. Después de haber tenido una tarde tranquila (anulamos la visita al lago y nos quedamos charlando en la terraza del hotel porque estaban cansados). Nos fuimos a la habitación a arreglarnos con tranquilidad. Yo quería cenar pronto, como siempre lo hago, pero en España es algo prácticamente imposible. Quedamos a las diez en el comedor tras convenir todos que yo era una pesada y que no somos extranjeros que cenan a la hora de la merienda.

Al sentarnos a la mesa nos pusieron unas aceitunas (mejor elección que en la comida) y cada uno pidió su bebida. Fue idéntico que en la comida, con lo cual no lo vuelvo a contar. Pepe pidió una ensalada con lechuga, tomate, langostinos, elotitos y salsa. Y de segundo plato, papas y huevo, pan y un refresco con gas. María, como está a dieta, quería una ensalada de lechuga, tomate, cebolla con huevo y atún. Jacobo, algo «ligerito», un sándwich con atún, huevo y mayonesa, papas fritas y un vino. Yo pedí un caldo de verduras y quinoa (me llamó la atención que la tuvieran pero cada vez hay en más sitios) con verduras al horno y pan de centeno con aceite de oliva.

MAL MOMENTO PARA CENAR

Cenar a las diez de la noche supone que lleguen los nutrientes al hígado cuando, más o menos, se tiene que poner con el arduo trabajo de preparar, entre otras cosas, todas las sustancias tóxicas para que se expulsen y así limpiar el organismo. Si de repente, cuando está en ese proceso, le llega un cargamento de nutrientes, pues no puede hacer bien ese trabajo porque le llega trabajo «extra». Si nosotros interrumpimos sus labores, al final trabajará mal porque no hemos dejado que se desintoxique ni que se depure, tanto a sí mismo como al resto del organismo. Lo dije hace varios capítulos, esto del cuerpo es como el vagón de metro, «antes de entrar, dejen salir». Es tan importante lo que entra como lo que sale.

Esto no quiere decir que no se cene, al contrario, pero es importante no cenar tarde. Se deben cenar cosas calientes y fáciles de digerir que aparte de alimentarnos, induzcan al sueño. Un buen ejemplo son los cereales, las papas, las hamburguesas de soya, los chícharos y todo tipo de verduras al vapor, al horno o estofadas. La gente le tiene mucho miedo a los hidratos por la noche porque cree que engordan. Esto es un error, siempre y cuando los hidratos sean buenos (véase el capítulo en el que se habla de los hidratos de carbono). Tenemos un montón para elegir, están los que «calientan» o suben la temperatura interna, como el trigo sarraceno (que nada tiene que ver con el trigo común), que además tiene proteínas y de buena calidad; o los que relajan, como la avena; o los que depuran, como el centeno, o los que se digieren fácilmente, como la espelta. El trigo, para los que quieren adelgazar, no es recomendable por la noche porque rebaja la temperatura interna y ralentiza el metabolismo (lo hace más lento) y, ya sabemos qué consecuencia tiene eso, nos cuesta más adelgazar, pero sí le viene bien a los más nerviosos y «secos». Aunque no lo creas es muy recomendable cenar cereales (como siempre, los completos) porque ayudan a que el hígado trabaje mejor y a dormir mejor. Además, producen menos residuos, y eso, a la larga, ayuda a adelgazar.

Un consejo, no es conveniente utilizar vinagre si se van a comer hidratos (sus ácidos bloquean la acción de la enzima que los empieza a descomponer en la boca).

En general, debemos elegir los alimentos que no hemos tomado durante el día. Si hemos comido proteína, pues cenamos hidratos y, si hemos comido hidratos, cenamos proteína. Si hemos comido poca verdura, pues cenamos verdura. Para cenar es mejor la verdura cocinada que en ensalada, para no quitarle calor al estómago y, sobre todo, para la gente que es débil de estómago (los que tienen mala digestión) porque es más difícil de digerir por la noche. Y si se nos antoja la ensalada optar por la rúcula, berros, canónigos, endibias, achicoria porque son plantas que favorecen el funcionamiento del hígado y además no rebajan tanto la temperatura interior.

Si comemos proteína, es mejor cenar pescado que carne. La carne roja tiene sustancias muy estimulantes y por la noche lo que queremos es descansar, con lo cual nos puede hacer dormir mal. Tampoco es bueno cenar muchas grasas saturadas y es una cosa que hace mucha gente. Una cena a base de quesos y embutidos, fácil de preparar y muy sabrosa, no es buena, ya que el hígado prepara la bilis de peor calidad porque son alimentos con tanta grasa saturada que la bilis la hace más espesa. Si jugamos con la bilis podríamos llegar a tener cálculos biliares y eso es cada vez más común.

Resumiendo, por la noche el hígado es el órgano más importante, ya que es el encargado de eliminar lo que nos sobra, y él necesita poco y de buena calidad. Es muy importante cuidarlo.

Los alimentos que favorecen el hígado para que pueda llevar a cabo la renovación y regeneración celular y así sea capaz de luchar mejor contra los radicales libres son los que contienen vitaminas, como la vitamina C, E y B; betacarotenos; minerales, como selenio y el cinc, y aminoácidos, como glutatión y metionina. Por ejemplo: ajo, rábano negro, champiñones, legumbres y frutos secos, zanahoria, calabaza, espinacas, betabel, perejil, brócoli, col, bacalao, camarones, langosta, germen de trigo, levadura de cerveza, quesos, yema de huevo, arroz integral, cebada, melaza... También es bueno tomar una infusión hepática depurativa después de cenar para ayudarle a drenar y limpiar. Las mejores son las de cardo mariano, alcachofera, desmódium, diente de león o manzanilla amarga (tranquilos, que por suerte son muy fáciles de encontrar en cualquier herbolario y en muchas farmacias).

«Desayuna como un rey, come como un príncipe, cena como un mendigo», R. P.

Capítulo 11

Los alimentos

Como te he ido contando en este libro, para mí lo fundamental de la dieta son los alimentos. En nuestra mano está elegir los mejores para llenar nuestro cuerpo de los nutrientes y sustancias que necesita. Eso es sinónimo de estar sano y en nuestro peso. Los mejores son los alimentos completos. Digo completos porque ellos, en sí mismos, tienen todas las sustancias que necesitamos en la proporción correcta y nos reponen las enzimas. Estos alimentos son los que están sin refinar y lo menos procesados posible para que estén lo más parecidos a su forma natural.

Hemos conocido cómo funciona el cuerpo humano cuando le damos alimentos. Ahora vamos a conocer los alimentos que podemos dar a nuestro cuerpo. Vamos a ver una lista de una selección (todos sería imposible) de alimentos que para mí son los más importantes, porque al ser tan completos nos hacen estar sanos y nos ayudan a prevenir enfermedades. Vamos a ver cuáles son las cualidades de cada uno para que, una vez conocida toda la información, sepas cómo utilizarlos. Yo aluciné cuando descubrí la cantidad de propiedades que tiene cada alimento. Espero que a ti te pase lo mismo.

Agua

Tiene que estar en primer lugar porque es imprescindible para que todo fluya bien y en orden porque participa en TODAS las funciones biológicas de nuestro cuerpo. El envejecimiento de nuestro organismo va acompañado de la deshidratación de los tejidos. Evita el estreñimiento. Disminuye la irritabilidad, sacia. Mejora la función de los riñones y reduce el riesgo de cálculos renales. Licua la sangre. Mejora el rendimiento físico. Beber entre treinta y treinta y cinco centímetros cúbicos de agua por kilo de peso al día, más o menos siete u ocho vasos. Se debe beber entre comidas o como mucho quince o treinta minutos antes para que las contracciones musculares sean más efectivas. Además, los jugos gástricos y las enzimas no se diluyen con lo que se retrasa la digestión.

LOS ALIMENTOS VEGETALES

Casi todos los alimentos de origen vegetal además de nutrirnos tienen propiedades curativas. Pero lo más importante es que se pueden comer vivos, manteniendo todas sus enzimas y sus propiedades antioxidantes, previniendo el envejecimiento y potenciando nuestras defensas naturales. Nos ayudan a eliminar sustancias tóxicas, por tanto, limpian nuestra sangre. Tienen agua, hidratos de carbono simples, como la fructosa y la glucosa que al pasar rápidamente a la sangre nos llenan de energía al instante; complejos, como el almidón; fibra soluble que regula nuestro intestino y antisépticos que alcalinizan la sangre. Tienen antioxidantes como la vitamina C —algo de lo que carecen las carnes, los cereales, la leche, los huevos—, imprescindible para el organismo, porque nuestro cuerpo no sabe fabricarla. También tienen vitamina E, minerales como el sodio y el potasio, este último en mayor cantidad por lo que ayuda a disminuir la hipertensión arterial; magnesio, importante para la relajación celular y la formación de los huesos;

oligoelementos como el selenio, imprescindible como antioxidante; vitaminas del grupo B, imprescindibles para la vida y vitales para el metabolismo de todos los nutrientes, incluso algunos tienen proteínas.

Las propiedades curativas se las dan los elementos fotoquímicos. Son sustancias no nutritivas que potencian la acción de algunas vitaminas, ejerciendo sobre todo una acción antioxidante. Y, algo muy importante, sólo se encuentran en los vegetales, como frutas, verduras, hortalizas, cereales y legumbres. Son los que le dan el color, aroma y sabor a los alimentos. Tienen tantos beneficios para nosotros que se venden aislados, como el resveratrol. Hasta ahora se han descubierto muchos pero se sabe que todavía quedan más por descubrir.

Los más importantes son:

— *Los bioflavonoides,* entre otros están la rutina, quercetina, polifenoles. Tienen acción diurética, antioxidante y antiinflamatoria, protegen las arterias y capilares. Potencian la acción de la vitamina C, previenen la arteriosclerosis.

Se encuentran en todas las frutas (naranja, toronja, cerezas, manzanas) y muchas verduras, como el pimiento o la cebolla.

— *Las antocianinas.* Son las que les dan el color morado o rojo a algunas frutas. Son antioxidantes, cardioprotectoras, tonifican la circulación sanguínea, mejoran la visión y son antisépticas urinarias, buenas contra la gota y la artritis.

—*Las isoflavonas.* Son fitoestrógenos, hormonas femeninas de origen vegetal, que favorecen la mineralización ósea.

—*Carotenoides.* Betacaroteno, licopeno, luteína y zeaxantina. Son los que le dan el color amarillo o anaranjado, aunque también están presentes en alimentos verdes oscuros, como las espinacas o las algas. Se transforman en vitamina A (otros como el licopeno, no) y son antioxidantes, previenen el cáncer, la degeneración de la mácula (parte de la retina del ojo especializada en la agudeza visual, sobre todo la luteína y la zeaxantina).

—*Los terpenos.* Responsables del aroma de los cítricos, también en el perejil, coles o menta. Tienen una acción desintoxicante, anticancerígena.

—*Curcumina.* Antiinflamatorio y antioxidante.

—*Capsaicinas.* Protegen el ADN de posibles daños.

La lista podría seguir pero creo que es suficiente para darnos cuenta de que nadie debería prescindir de los alimentos vegetales y sobre todo de hortalizas, frutas y verduras frescas ya que nos ayudan a eliminar el ácido úrico, el colesterol, sustancias de desecho limpiando, oxigenando y depurando nuestra sangre, son remineralizantes, cardioprotectores y potencian nuestras defensas.

Ahora te presento a algunas de mis frutas favoritas.

Limón

Es, según muchos autores, el cítrico con mayor número de propiedades medicinales científicamente comprobadas. Limpia y regenera la sangre. Es antioxidante, anticancerígeno y protector arterial y capilar, mejora la circulación sanguínea. Antianémico, depurativo, previene la trombosis y la aparición de edemas, nos ayuda a eliminar el ácido úrico. Muy rico en vitamina C. Contiene ácido fólico. Incrementa la absorción de hierro. Fluidifica la sangre. Es depurativo. Es genial tomarse un jugo después de comer proteína animal porque ayuda a eliminar el ácido úrico, pero no casa bien con las papas o alimentos muy farináceos (castaña o bellota), ya que inhibe la acción de la enzima que empieza a digerir los hidratos en la boca (la ptialina). Sin embargo con todas las verduras de hoja verde, arroces y legumbres mejora su digestibilidad. Estimula las defensas, nos ayuda a combatir todo tipo de enfermedades, tanto infecciosas como víricas o bacterianas.

Manzana

Contiene mucha vitamina C, potasio y fibra. Tiene más de ciento cincuenta sustancias fitoquímicas que nos protegen «una manzana al día aleja al médico todos los días» como las pectinas, que se encuentran en la fibra, y nos ayudan a eliminar toxinas. Ácidos orgánicos que favorecen a la flora intestinal. Taninos que le dan un carácter antiinflamatorio y astringente. Tiene quercetina, ésta y la cebolla son los que más tienen, es un potente antioxidante que ayuda a eliminar los radicales libres, reduce el colesterol. La manzana contiene boro que contribuye a reducir la osteoporosis. Nos ayuda a eliminar toxinas, rebaja la acidez sanguínea. Neutraliza la formación de elementos inflamatorios arteriales, previniendo la arteriosclerosis. Reduce el azúcar en sangre. Ayuda a reducir peso.

Piña

Sobre todo tiene azúcares, pocas grasas y proteínas. Rica en vitaminas C, B1, B6 y B9. Tiene muchos minerales, como magnesio, potasio, hierro y manganeso. Actúa como antiácido. Tiene enzimas que trituran las proteínas, como la bromelaína, facilitando la digestión. Ayuda a la formación de jugos gástricos. Muy efectiva en digestiones difíciles y pesadez de estómago. Inhibe la formación de sustancias tóxicas del intestino, como las nitrosaminas (sustancias que provocan mutaciones celulares). Adecuada en trastornos de piel. Útil en problemas articulares.

Papaya

Contiene vitaminas del grupo B, vitamina C y betacarotenos. Rica en potasio, también contiene calcio, magnesio, fósforo, manganeso. Contiene papaína, enzima que digiere sobre todo las proteínas, útil en digestiones pesadas. Neutraliza la acidez gástrica, siendo útil en úlceras digestivas. Inhibe las nitrosaminas al igual que los problemas respiratorios y dérmicos.

Arándano

Gran cantidad de vitaminas C y E, betacarotenos y potasio. Propiedades antisépticas y antibióticas que previenen las infecciones urinarias. Impide la adherencia de bacterias en el tracto urinario. Equilibra la flora intestinal, frena las flatulencias. Previene los cálculos renales. Reduce la inflamación de las paredes arteriales, capilares y venosas, mitigando el malestar que producen las piernas pesadas, las varices o hemorroides. Mejora el funcionamiento de la retina, por tanto, de la visión.

Plátano

Tiene vitaminas B6, B1, B2, E y C. Una pequeña cantidad de proteínas y grasas. Minerales como magnesio y hierro, pero sobre todo potasio y un poco de sodio, ideal para prevenir la hipertensión arterial, arritmias, trombosis; en general las afecciones cardiacas. Fibra que además de suavizar las paredes del intestino, ayuda a eliminar el colesterol. Alcaliniza la sangre, ayuda a eliminar el ácido úrico. Lo ideal es comerlo maduro, ya que verde o poco maduro puede causar indigestión.

Durazno

Es una fruta ideal para el corazón. Tiene vitaminas del grupo B, betacarotenos, vitaminas C y E, minerales como potasio, un poco de sodio y magnesio, que facilitan las contracciones cardiacas. Tiene fibra. Es un laxante natural suave, además es diurético y sacia bastante.

Granada

Rica en vitaminas C, E y en vitaminas del grupo B (B1, B2, B3, y sobre todo B6). Minerales como potasio, cobre y hierro. Es antiinflamatoria y astringente, buena en caso de flatulencias, cólicos y acidez de estómago. Ideal cuando nos falta hierro, no sólo porque lo contenga, sino porque al tener también cobre, éste facilita su absorción. Regenera la flora bacteriana del intestino. Es antiséptica, antioxidante, alcalinizante y depurativa.

Kiwi

Rico en vitamina C, más que la naranja y el limón. Un solo kiwi al día cubre las cantidades diarias recomendadas. Tiene también bastante vitamina E y vitaminas del grupo B. Minerales como cobre, hierro, potasio y magnesio. Mucha fibra. Estimula nuestras defensas, útil en casos de anemia, reduce la absorción de colesterol, evita la hipertensión, el estreñimiento y disminuye la fatiga.

Naranja

Tenemos la suerte de que en México se dan muy buenas naranjas. Así que vamos a aprovecharnos de ella por lo rica que está, por lo hidratante que es y sobre todo por los más de ciento setenta elementos fotoquímicos, como los flavonoides, que actúan como potentes anticancerígenos, son antiinflamatorios, antioxidantes y además favorecen la circulación sanguínea. Todos ellos potencian la acción de su vitamina más importante, la C. Tiene azúcares, minerales como calcio, potasio y magnesio, además de la vitamina C tiene carotenoides y vitamina B. Fibra, ácido cítrico que facilita la eliminación del ácido úrico, por eso la naranja es buena si se come mucha carne. Estimula las defensas, aumentando la capacidad de los glóbulos blancos para luchar contra los gérmenes. Aumenta la producción del interferón (proteína que nos defiende contra los virus), protege las arterias, evita la formación de coágulos en sangre, disminuye la presión arterial, es alcalinizante, remineralizante y evita el estreñimiento.

Melón

Es sobre todo «agua viva», se considera «suero vegetal» con vitaminas C y B y minerales, sobre todo potasio, hierro y magnesio. Es hidratante, remineralizante, diurético ideal porque es un gran apoyo para el trabajo de los riñones, limpia la sangre, elimina el ácido úrico, es alcalinizante y laxante suave.

HORTALIZAS Y VERDURAS

Las verduras pertenecen a las hortalizas, se diferencian de ellas por su color (el verde), tienen, por tanto, más cantidad de clorofila, un pigmento muy parecido a la hemoglobina de la sangre que favorece su oxigenación y también su formación. Ninguna engorda. Dan sensación de pesadez. Son hidratantes porque contienen muchísima agua, muchas vitaminas, como la C, la B (excepto la B12), la K y betacarotenos; minerales como potasio, calcio (el de la col se absorbe genial), hierro (las espinacas tienen más hierro que la carne, también tienen bastante los canónigos, los chícharos y el betabel); fibra, por lo que evitan el estreñimiento, incluso tienen proteínas, en pequeña cantidad pero más que la fruta, y si las mezclamos con cereales formamos una proteína de muy buena calidad. La papa es la que tiene la proteína más completa. Tienen hidratos de carbono. Además, como las frutas, poseen elementos fitoquímicos que actúan como antioxidantes, previenen enfermedades coronarias, sobre todo los berros, el nabo, el rábano, las coles, la cebolla, el ajo y el puerro. Disminuyen la presión arterial, previenen la descalcificación ósea, son antianémicas y anticancerígenas. Existen muchísimas verduras y hortalizas en la naturaleza, como por ejemplo:

Tomate

Realmente el tomate es el fruto de la tomatera, pero lo utilizamos como hortaliza. Es muy rico en agua, también en vitaminas, sobre todo la C (si se consume crudo), del grupo B y licopeno, en especial los tomates rojos (jitomates). Es un betacaroteno que no se transforma en vitamina A, como casi todos los demás, con un fuerte poder antioxidante (suele estar muy indicado para los hombres que padecen alteraciones prostáticas, ya que reduce el crecimiento excesivo de la próstata). El licopeno se absorbe mejor si el tomate está cocinado con un poco de aceite; en salsa, por ejemplo, es perfecto. Tiene minerales como potasio, magnesio, fósforo, hierro, y fibra soluble. Aunque tenga un sabor ácido alcaliniza la sangre. Es preferible consumirlos en verano, y si se es propenso a dolores articulares, cocinado. Diurético y depurativo. Al combinarlo con la carne reduce la formación del ácido úrico. Estimula las defensas. Yo lo como sin piel.

Papa

Es un tubérculo. Las papas se forman cuando se engrosa el tallo para almacenar almidón. Tiene, por tanto, hidratos de carbono, que se transforman en azúcares simples lentamente sobre todo si se comen con piel, pero también proteínas de muy buena calidad. Gran cantidad de vitaminas C, B6 y B3. Minerales como el potasio, un poco de calcio, en menor cantidad hierro y magnesio. Es un alimento muy equilibrado y bastante completo. Asadas y al vapor es como mejor conservan sus nutrientes. Su jugo en ayunas es ideal para la gastritis y úlceras gastroduodenales, muy buen antiácido y relajante estomacal. Alcalinizan la sangre y favorecen la eliminación de sustancias tóxicas, quitándole trabajo a los riñones.

Zanahoria

Es uno de mis alimentos favoritos, yo todos los días tomo una cruda y ecológica. No tiene grasas, contiene muy pocas proteínas y pocos hidratos de carbono. Tiene mucha vitamina B, C, y E, y muchísimos minerales, hasta hierro. Tiene carotenoides que nuestro organismo transforma en vitamina A, éstos son imprescindibles para ver correctamente, para mantener la elasticidad de la piel y el pelo. Previene la formación de cálculos renales. Regenera toda la «piel interior» del estómago, el intestino y los pulmones. Combate parásitos. Fortalece el intestino y el riñón. Neutraliza la acidez de estómago y la gastritis. Gracias a la fibra normaliza el tránsito intestinal. Cruda, baja el azúcar en sangre. Estimula las defensas.

Ajo

Tiene aminoácidos, enzimas, vitaminas y minerales. Antibiótico, se dice que «limpia las arterias y abre la boca de las venas». Destruye tóxicos que se forman en los intestinos. Aumenta la producción natural de muchos antioxidantes. Disminuye el colesterol. Evita la formación de coágulos, previniendo las enfermedades cardiovasculares y favoreciendo la circulación sanguínea. Es anticancerígeno. Rebaja los niveles de colesterol malo y sube el bueno. Baja la presión arterial.

Cebolla

Tiene un montón de compuestos que la convierten en un alimento con muchas propiedades. Evita resfriados e infecciones respiratorias porque tiene propiedades antibióticas. Tiene sustancias anticancerígenas (sobre todo la roja, amarilla y chalote). Muy buena para el hígado y el riñón porque ayuda a eliminar sustancias tóxicas, alcalinizando la sangre. Tiene aceites esenciales (los que le dan ese olor tan característico), minerales como el potasio y oligoelementos como el azufre. También contiene flavonoides como la quercetina (sobre todo la cebolla morada), que hacen que la cebolla favorezca la circulación sanguínea, elimine coágulos, disminuya la arteriosclerosis porque elimina el colesterol y los triglicéridos y, también, la tensión arterial y el azúcar en sangre. Tiene enzimas y fibra que alimentan de una forma muy eficaz nuestra flora intestinal. Es muy buena para el corazón y las arterias.

Las crucíferas: brócoli, coliflor, coles de Bruselas, nabo, col, berros, rábanos

Tienen sustancias que inhiben la acción de los estrógenos, previniendo el cáncer de mama, y otras que estimulan la formación de las enzimas que luchan contra el cáncer. Están dentro de los alimentos más eficaces para su prevención. Ricos en betacarotenos (antioxidantes), vitaminas (C, B9), minerales (potasio, calcio y selenio) y fibra. La col es muy buena para ayudar a cicatrizar tanto la piel como las heridas que hacen las úlceras gastroduodenales. Tiene muchísimo calcio, también las hojas del nabo. La coliflor es la más digestiva, para quienes le resulte difícil comerla, con un poco de comino problema solucionado. El brócoli es ideal para el corazón, la col china es la que menos calorías contiene, el rábano ayuda a la regeneración del hígado y es eficaz para combatir la sinusitis porque ablanda la mucosidad. Los berros contienen mucho hierro y yodo, vitamina C y provitamina A. Gran parte de sus propiedades se las debe a una sustancia (glucósido sulfurado) que es la que le da ese sabor un poco picante. Facilita la reducción de residuos ácidos del metabolismo, por tanto, es un depurativo. Estimula la producción de glóbulos rojos. Favorece la eliminación de la mucosa bronquial porque la hace más fluida.

Aguacate

Es el fruto del aguacate o palta. Tiene poca agua, lo que lo convierte en un alimento concentrado, nutritivo y calórico. Contiene proteínas con todos los aminoácidos esenciales. Tiene grasas, pero su composición lo hace apto (para mí mucho, porque me encanta) para el consumo. Posee grasas como las del aceite de oliva (ácido oleico). Posee fosfolípidos, que son fundamentales para el sistema nervioso. No contiene colesterol y sí muchísimos minerales, sobre todo cobre y hierro (de los que más). Regulador de las funciones del cuerpo, regenera los glóbulos rojos (previene de anemia y disminuye la fatiga). Contiene muchísima vitamina E (incluso más que los huevos, aunque menos que las aceitunas, germen de trigo y frutos secos). Es antioxidante, favorece la fertilidad. Tiene vitamina B6 (más que la carne) que ayuda al buen funcionamiento de las neuronas, disminuyendo la irritabilidad. Su fibra ayuda a disminuir el nivel de colesterol y triglicéridos en sangre, y estudios recientes están demostrando que regula la glucemia. Suaviza la mucosa del estómago. Tiene poco sodio, y mucho potasio, por lo que los hipertensos pueden beneficiarse de él. Es tonificante.

Apio

A nivel nutricional su aporte de nutrientes es escaso, pero tiene otras sustancias que lo hacen muy eficaz contra la retención de líquidos, cálculos renales, gota, ácido úrico y problemas articulares. Tiene muchas sales minerales gracias a las cuales alcaliniza la sangre, aunque tenga bastante sodio (hay sales de apio). Tiene un efecto hipotensor por su aceite esencial y es vasodilatador, que facilita la salida, de ahí su efecto diurético. También disminuye el nivel de azúcar en sangre y el colesterol, protege la piel, incluso puede favorecer el sueño.

Alcachofa

Tiene hidratos de carbono, proteínas y pocas grasas. Pero si por algo se caracteriza es por las sustancias que la componen, como la cinarina, que actúa sobre las células del hígado haciendo que aumente la producción de bilis (por tanto, ayuda a digerir las grasas) y sobre las del riñón haciendo que aumente la diuresis. Otra de sus sustancias es antiinflamatoria (cinarósido), tiene esteroles (sustancias parecidas al colesterol) que limitan su absorción en el intestino. Es muy buena para la piel porque ayuda a eliminar toxinas.

Betabel

Su color rojo ya nos indica que es ideal para la sangre. Nos ayuda a saber si absorbemos mal o tenemos falta de hierro (si nuestras heces salen rojas cuando las comemos es que podemos tener carencias). Es antianémico ya que favorece la absorción de hierro y la formación de glóbulos rojos (es muy efectivo el jugo de betabel antes de las comidas para los que no responden bien al tratamiento). Es altamente alcalinizante, así que es recomendable en caso de gota, ácido úrico o cuando se lleva una alimentación alta en grasas saturadas. Tiene mucha fibra, por lo que ayuda a disminuir el colesterol en sangre, además de ser un poco laxante. Tonifica el estómago. Es anticancerígeno.

Calabaza

Es reguladora del organismo. Un día a base de puré de calabaza es una buena opción para desintoxicarse sin pasar hambre, sobre todo para los hipertensos y enfermos de riñón porque es muy baja en grasas y sal. La gente cree que tiene muchos hidratos pero no es así, tampoco proteínas, pero tiene algo muy importante para nuestra salud, el betacaroteno. Los betacarotenos, algunos se transforman en vitamina A, pero a diferencia de ésta, que si comemos demasiada puede llegar a ser tóxica, con los betacarotenos no ocurre, porque se van transformando en vitamina a medida que el cuerpo lo necesita. Protegen la pared de las arterias, debería ser un alimento indispensable para los que tienen afecciones cardiacas. Protegen la degeneración del ojo. Es anticancerígena. Tanto la calabaza como sus semillas son alimentos ideales. Las semillas de calabaza tienen mucha vitamina E, omega 3, cinc, hierro y curcubitacina, que al igual que el licopeno, impiden el crecimiento excesivo de la próstata, muy común en hombres a partir de los 50 años. También son vermífugas, eliminan parásitos intestinales.

LAS LEGUMBRES

Las lentejas, habas, chícharos, garbanzos, azukis, soya, judías o frijoles no sólo son altas en proteínas, si las combinamos con semillas de ajonjolí, arroz o levadura de cerveza, obtenemos una proteína perfecta.

Con ellas no hace falta comer proteína animal, ya que si no podrían producir ácido úrico. Tienen hidratos de carbono que al ser de metabolización lenta nos aportan energía durante mucho tiempo. Contienen minerales, como potasio, calcio y hierro, y vitaminas del grupo B, que ayudan a mantener una piel sana y los nervios «tranquilos». También contienen fibra, reducen el colesterol, ayudan a regular el metabolismo y el azúcar en sangre. Al fortalecer los riñones, ayudan al organismo a controlar el nivel de agua y reducir la presión arterial. La soya y las lentejas son las más acidificantes y las judías y los garbanzos las menos.

Judías (frijoles o alubias)

Gracias a la cantidad de proteínas que tienen (de hecho, antiguamente eran la «carne de los pobres»), las judías son alimentos que sacian tanto o más que el atún, la ternera o la carne de pollo. Tienen cantidades importantes de triptófano. Las judías negras se digieren mejor, luego las rojas y por último las blancas. Son pobres en grasas y reducen el colesterol. Al tener poco sodio y mucho potasio, regulan la presión arterial. Tienen mucho hierro.

Soya

Probablemente el alimento más rico en proteínas, contiene 36 por ciento, mientras que la carne contiene 20 por ciento, además están en muy buena proporción; comparándolas con las lentejas tienen más cantidad de grasas, pero al ser insaturadas ayudan a rebajar el colesterol. Tienen poco almidón, vitaminas del grupo B y E, y minerales, gran cantidad de hierro, fósforo, magnesio, potasio, cinc, cobre y manganeso; elementos fotoquímicos como las isoflavonas, hormonas vegetales que actúan de forma parecida a los estrógenos pero sin tantos efectos secundarios, ayudan a regular el ciclo menstrual o los síntomas de la menopausia. Es anticancerígena y evita la osteoporosis. Reduce el colesterol malo. La soya hay que cocinarla muy bien porque si no puede inhibir una enzima que se encarga de las proteínas (la tripsina), dando lugar a digestiones pesadas. Al día de hoy la podemos encontrar con presentaciones distintas: como la bebida de soya, que puede sustituir a la leche de vaca, en forma de queso, como el tofu, el tempeh, el natto y miso (productos fermentados). Las azukis son una variedad de soya muy nutritiva e ideal para el riñón y la sangre. Hay que fijarse en su etiqueta y comprar la que no está genéticamente modificada, porque no se sabe qué efectos pueden dar a la larga este tipo de alimentos. Yo siempre la compro no transgénica.

Lentejas

Son muy buenas para el corazón y la circulación sanguínea, previenen la anemia, además de aumentar la vitalidad, y refuerzan la energía de los riñones. Tienen muy pocas grasas y bastantes hidratos de carbono pero de liberación lenta, por tanto, no dan ningún problema. Disminuyen los niveles de colesterol.

Garbanzos

Su forma de corazón nos indica que es muy bueno para este órgano, así como también para el páncreas y el estómago. Fortalece el sistema nervioso, y es útil para quienes tienen tendencia a la depresión o al estrés gracias a la gran cantidad de vitamina B. Reducen el colesterol y evitan el estreñimiento. Tienen mucho cinc, mucho más que otras legumbres, y éste es muy importante para la formación y el buen funcionamiento de la insulina.

Chícharos

Tienen todos los aminoácidos esenciales pero no en la proporción adecuada, así que es mejor comerlos con cereales. Ricos en fibra, vitamina C y las del grupo B y minerales como potasio, bastante hierro y magnesio. Esto hace de los chícharos un alimento relajante indicado en casos de irritabilidad, estrés o insomnio, gracias al gran aporte de magnesio con las vitaminas del grupo B.

LOS CEREALES

Me refiero a los cereales integrales no refinados. Los refinados tienen menos proteínas, más cantidad de almidón, menos fibra (hasta 90 por ciento algunos), menos vitaminas y menos minerales.

Los cereales integrales tienen hidratos de carbono, la mayor parte en forma de almidón y también en forma de fibra. Tienen proteínas (sobre todo la avena y el trigo, y en menor proporción el maíz y el arroz) de buena calidad para los adultos pero no para los niños, ya que son deficitarios en lisina, un aminoácido muy importante para el crecimiento, pero con leche o legumbre problema resuelto. Contienen vitaminas del grupo B (B1, B2, B3, B6, B9) y E, prácticamente ausentes en los cereales refinados o blancos, ya que a éstos se les retira el salvado y el germen, y es ahí donde se encuentran. Tienen minerales como hierro, magnesio, fósforo, calcio, y oligoelementos como el selenio, el cinc (imprescindible para la formación de glucosa) y el cromo (fundamental para regular la glucosa en sangre y quitarnos la sensación de hambre). Contienen elementos fotoquímicos con acción antioxidante. Son algo acidificantes de la sangre (mucho menos que las proteínas animales). Reducen el riesgo de cáncer, de enfermedades coronarias y la arteriosclerosis.

Se pueden tomar de muchas maneras. En forma de hojuelas es muy buena opción para el desayuno, ya que los granos integrales han sido cocidos en agua, luego secados y prensados sin añadirles azúcares, por lo que conservan todos sus nutrientes y no hace falta «enriquecerlos» (al no quitarles nada no hay que volver a poner o enriquecer...). En forma de panes es mejor elegir los que están hechos con levadura madre (que es la que se forma en el propio pan cuando la masa se deja al aire libre para que «suba») no con levadura química. En forma de pasta (macarrones, espaguetis), yo la suelo comer en grano. Mis favoritos son: el mijo, la quinoa y el trigo sarraceno o alforfón y el centeno.

Mijo

Ideal para personas con digestiones lentas o exceso de gases. Aumenta el «calor» del estómago, lo que favorece al hígado y al intestino para realizar sus funciones. Idóneo para dietas de control de peso tomado en el desayuno porque es muy energético y remineralizante (yo lo desayuno muchas mañanas con un poco de canela, como si fuera arroz con leche). Tiene muchísimo hierro y magnesio, así que es muy recomendable para el agotamiento físico o psíquico, anemia y calambres musculares. Fortalece la mente, relaja el sistema nervioso. Gracias a las vitaminas del grupo B y a la vitamina E es muy bueno para la piel y el pelo.

Quinoa

Es un «seudocereal», ya que no pertenece a la familia de las gramíneas (como el trigo). No contiene gluten. Menos hidratos de carbono que otros cereales (por eso es ideal para combinar con proteínas o para cenar). Tiene proteína de alto valor biológico porque contiene todos los aminoácidos esenciales en una proporción mucho más alta que la del trigo. Por ejemplo, si comparamos el valor de la histidina en el trigo es de 1,7 y en la quinoa de 4,6 (la histidina es imprescindible para el crecimiento de los niños), de lisina (imprescindible para el buen funcionamiento del cerebro) tiene un valor de 8,4 y el trigo 2,2, así con todos. También tiene ácidos grasos esenciales, todos necesarios para ser muy reconstituyente. Fortalece el riñón, es antiinflamatoria, buena para el cansancio crónico y las digestiones débiles. Tiene calcio, que se absorbe mejor que el de la leche, y minerales como hierro, potasio y fósforo. Vitaminas B y E (tiene más vitamina E que el resto de los cereales).

Trigo

Rico en proteínas. Regenera el hígado. Protege de arteriosclerosis, diabetes y reumatismo. Mejor tomado como pasta o guisado. Al contener mucho gluten es la más «cotizada» para la elaboración de panes, galletas y bollos de todo tipo porque el gluten hace que queden más esponjosos.

Kamut

Variedad del trigo, tiene el doble de proteínas que éste, compuestas por todos los aminoácidos esenciales, también contiene ácidos grasos esenciales. Una buena cantidad de minerales, sobre todo cinc y magnesio. Menos alérgico. Apto para personas con intolerancia al trigo. Tiene vitamina E y selenio. Es de fácil digestión, depurativo y suave al paladar.

Espelta

Variedad del trigo, favorece la digestión. Ayuda a la eliminación hepática. Posee más nutrientes que el trigo tradicional. Tiene todos los aminoácidos esenciales. Rico en vitaminas B, E y betacarotenos. Minerales como el silicio, potasio, magnesio y cinc.

Avena

Cereal muy nutritivo. Rico en ácidos grasos esenciales y aminoácidos. Ideal para equilibrar el sistema nervioso y reproductor. Regula el bazo, participando en la construcción energética del organismo.

Reduce el colesterol. Potencia el músculo del corazón. Estimula el sistema inmune. Se debe tomar al menos una vez a la semana (en forma de hojuelas o en grano).

Centeno

Es el más depurativo de todos los cereales. Refuerza el sistema digestivo y circulatorio. Flexibiliza las arterias. Ideal para las anemias. Ayuda a movilizar las grasas porque desbloquea el hígado. Rico en flúor y contiene poco gluten.

Cebada

Depurativa, se digiere muy bien. Fortalece el sistema digestivo. Beneficia al hígado y al sistema nervioso. Ayuda a eliminar residuos de carne en el tracto intestinal. La cebada tostada (malta) es un excelente digestivo y buen sustituto del café. Tiene poco gluten.

Arroz

Es el cereal que causa menos alergia, quizá porque el arroz de hoy en día es muy parecido al «prehistórico» ya que se deja manipular poco. Es el que menos proteínas y grasas tiene, por eso es recomendable mezclarlo con legumbres como la lenteja, la soya y el chícharo, ya que así forman proteínas de mejor calidad. Tiene una cantidad considerable de vitamina E y vitamina B1 y un poco de sodio, así que es ideal para los que padecen enfermedades cardiovasculares e hipertensión.

Trigo sarraceno o alforfón

Rico en proteínas, incluso tiene lisina, un aminoácido que casi no tiene el trigo común. Rico en rutina (o vitamina P), ideal para el buen funcionamiento de las arterias y capilares, favorece la circulación sanguínea, disminuye la fragilidad capilar. Recomendable en caso de arteriosclerosis.

Amaranto

Al igual que el trigo sarraceno también es un seudocereal. Es un alimento muy nutritivo, tiene proteínas de muy buena calidad, incluso lisina (aminoácido del que carece el trigo), y vitaminas del grupo B. Minerales como calcio, fósforo, potasio y magnesio. Ayuda a reducir el colesterol y fortalece los pulmones.

LAS CARNES

Están formadas por los músculos esqueléticos de los animales. Se incluyen todas las estructuras que lo forman, como el hueso, el cartílago, la piel, los tendones, los despojos o menudos, las vísceras (sesos, hígado, riñones). Tienen pocas calorías, contienen agua, grasas saturadas, la de cordero es la que más tiene, luego el cerdo y la que menos la de pollo; pocos hidratos de carbono en forma de glucógeno (parecido al almidón de los vegetales); proteínas (su porcentaje es superior al de los cereales pero inferior al de las legumbres), casi todas tienen la misma cantidad aunque el pollo y el conejo tienen un poco más que las de ternera o cerdo. Por cierto, la que menos sal tiene es la de conejo y la que más la de ternera.

El cordero y la oveja, si se alimentan de una forma natural, al ser animales más activos suelen estar menos contaminados y son muy nutritivos. La carne de cordero, por ejemplo, tiene el doble de hierro y vitamina B12 que la de vaca, cerdo y pollo, el problema es que tiene más grasa.

La calidad de las proteínas es de 75 por ciento (no del 100 por ciento), ya que contienen una proporción insuficiente de tres de los ocho aminoácidos esenciales. Contienen minerales, sobre todo hierro y cinc. El hierro de las carnes se absorbe mejor que el de los vegetales, huevos o lácteos pero su cantidad es inferior, las más ricas en este mineral son el cordero y las vísceras. El cinc también se absorbe mejor que el de los vegetales. Además son ricas en vitaminas del grupo B, en especial en los despojos o vísceras, como las vitaminas B1 (sobre todo en la carne de cerdo), B2, B6, B3 y B12 (esta última en el cordero). Tienen colesterol, incluso la carne magra, cien gramos de carne magra tiene entre setenta y ochenta miligramos de colesterol y ácido araquidónico, que contribuye a las inflamaciones.

En la carne hay unas sustancias llamadas compuestos nitrogenados no proteínicos, que aunque se encuentran en poca cantidad son muy activos fisiológicamente y en su digestión pueden producir efectos poco saludables. Por ejemplo, la creatina, que proporciona energía al músculo para su contracción pero que al reaccionar con los aminoácidos y con los nitritos (éstos los añaden para su conservación) pueden formar nitrosaminas (sustancias cancerígenas), la urea, el ácido úrico, las purinas (contribuyen al aroma que también se convierte en ácido úrico) y la creatinina, todas sustancias de desecho del animal que nuestro organismo no puede aprovechar, por lo que el esfuerzo metabólico de nuestros riñones e hígado para poder eliminarlas es alto. Las carnes también tienen hipoxantina, una purina de acción estimulante (sus efectos son parecidos al café) que puede crear adicción. También tienen histamina y tiramina (sobre todo en la de cerdo) que a la larga pueden producir hipertensión arterial. En general favorecen la flora de putrefacción, alterando el equilibrio de la flora intestinal. Contienen restos de fármacos (antibióticos, hormonas y derivados hormonales como los anabolizantes), aditivos, disolventes y el estrés del animal.

Las carnes son nutritivas y digestivas, pero creo que no son tan necesarias como dicen muchos, a mí sus beneficios no me compensan y si lo hicieran la comería sólo una o dos veces a la semana, deberían suponer un tercio de nuestra alimentación, y lo vegetal, los dos tercios restantes. Y, desde luego, su procedencia debe darnos todas las garantías de calidad, de lo que ha comido el animal, de su calidad de vida y cómo y en qué condiciones ha sido sacrificado, etcétera. Es mejor retirar siempre la grasa visible y en las aves la piel.

Deberíamos consumir carnes de animales que se críen de una forma sana y natural, en su ambiente.

El pescado

El pescado es muy nutritivo, de fácil digestión y aporta pocas calorías, sus proteínas son completas y más fáciles de digerir que las de la carne, su grasa es líquida, por eso decimos «aceite de pescado». Es en su grasa donde está lo mejor, como no es tan densa como las saturadas de la carne porque tiene ácidos grasos omega 3 nos puede ayudar a bajar los niveles de triglicéridos y a prevenir la formación de coágulos en la sangre, pero tiene colesterol y algunas de sus proteínas se transforman en ácido úrico. Contiene mucho fósforo y poco calcio. El pescado con más calcio es la anchoa, incluso más que la leche. Tiene poco hierro pero se asimila muy bien, también yodo y sal, vitaminas del grupo B, especialmente B12, vitaminas A, D y E (en los pescados grasos). Para que sea realmente cardiosaludable se debe comer en lugar de la carne, ya que el pescado tiene menos grasas saturadas. Puede provocar alergias, intoxicación por parásitos como el anisakis, por metales pesados como el mercurio o por tener contaminantes químicos presentes en el mar o en los ríos.

El mejor pescado es el que vive y crece en el mar, una pena que cada vez estén más contaminados...

El marisco

Los mariscos se dividen en crustáceos y moluscos. Los crustáceos (camarón, langosta, cigala, bogavante...) tienen proteínas completas, pero no es así en los moluscos (almejas, mejillones, sepia, calamar...) cuyas proteínas son incompletas y en general son más difíciles de digerir que las proteínas del pescado. Tienen también hidratos de carbono en pequeña cantidad, y grasas omega 3, pero también mucho colesterol y sus proteínas forman ácido úrico (sobre todo la langosta y el langostino). Vitaminas A, B, C y D, minerales como el hierro que se absorbe muy bien y el cinc. Las ostras tienen muchísimo hierro y vitamina B12.

Pueden causar alergias porque una vez muertos se descomponen muy rápido, también parasitosis e intoxicaciones por contaminantes químicos.

EL HUEVO

El huevo es el alimento con las proteínas más completas tanto por su calidad como por su cantidad, de hecho supera a las de la carne. Es de fácil digestión y se absorbe muy bien. Tiene grasas en forma de triglicéridos (formados sobre todo por ácidos grasos monoinsaturados y poliinsaturados y no por ácidos grasos saturados), fosfolípidos (lecitina) y colesterol. Rico en vitaminas A, E y D y del complejo B. Minerales como fósforo, hierro (pero no se absorbe bien) y sodio. En menos proporción cinc y selenio (oligoelementos). La clara tiene agua y proteínas, pero es en la yema donde hay más nutrientes, como grasas, minerales, proteínas y vitaminas. A diferencia de las carnes, pescados o legumbres, produce poco ácido úrico. Puede provocar alergias por contaminación bacteriana y química, si se consumen mucho (más de cinco semanales). Sobre todo fritos o acompañando a las carnes, suben el colesterol en sangre y favorecen la aparición de arteriosclerosis.

LOS LÁCTEOS

La leche es un alimento muy equilibrado y completo porque tiene muchos nutrientes, a pesar de tener poca vitamina C y vitamina B3, poco hierro, poco manganeso, bastante sodio (cosa que no le gusta a nuestra presión o a nuestros riñones), no tiene fibra y la mayor parte de sus grasas son saturadas. No produce ácido úrico y tiene colesterol. Es útil cuando necesitamos formar nuevos tejidos, por ejemplo en edad de crecimiento, en el embarazo, en fracturas óseas o quemaduras. Previene la osteoporosis en la adolescencia, no cuando ya somos mayores o adultos. Forma buena proteína con los cereales.

La leche de vaca tiene una proteína llamada caseína, que también tiene la leche humana pero en cantidades muchísimo más altas (cuatro veces más la de vaca), que al entrar en contacto con el ácido del estómago lo anula y ésta se coagula, por lo que dificulta las digestiones. Además, al no digerirse bien en el estómago llega mal al intestino, alterando la mucosa intestinal y haciéndola más permeable, cosa que no es nada aconsejable. También en el suero (el líquido que queda después de eliminar la grasa y la cuajada de la leche) hay proteínas, minerales y vitaminas. Sus proteínas al ser solubles en agua si no la calentamos no coagulan en el estómago, además son más parecidas a las proteínas humanas. Se vende en polvo, y yo lo tomo de vez en cuando, siempre y cuando sea ecológico.

Ni hace falta decir que debería saberse muy bien la procedencia de la leche que consumimos, de cómo, dónde y en qué circunstancias se han alimentado las vacas.

Es mejor la de cabra y oveja que la de vaca, tanto por su composición como porque a nivel industrial está menos manipulada.

Se hacen muchos productos derivados de la leche, los quesos frescos, curados, semicurados, yogures, kéfir, cuajadas, cremas o natas agrias, natas, mantequillas, helados... Yo me decantaría sólo por los yogures, requesón y quesos frescos, cottage o quark orgánicos, aportan pocas calorías, pocas grasas, poca sal y son fáciles de digerir. El yogur reequilibra la flora intestinal, se tolera mejor que la leche porque ya está predigerido o fermentado, estimula las defensas. Los quesos curados al tener más sal y grasas saturadas y colesterol no se deben comer a diario, además suelen llevar más aditivos para conservarlos.

ESPECIAS

Las especias son las partes secas de las plantas, la mayoría son de plantas tropicales. Su sabor es fuerte y picante, por eso aunque estimulan los procesos digestivos y evitan las flatulencias hay que tomarlas de una manera controlada y con mesura, ya que pueden irritar el estómago. Aun así soy muy fan de algunas, y siempre están en mi despensa, como por ejemplo:

Jengibre

Es carminativo (elimina gases). Aumenta el metabolismo basal porque da calor. No se debe tomar en caso de úlcera gastroduodenal o gastritis. Anticoagulante. Reduce el colesterol. Evita la congestión nasal. Elimina el exceso de mucosidades en los pulmones. Es antiinflamatorio. Útil para la salud cardiovascular y circulatoria.

Cúrcuma

Tónico estomacal, estimula la formación de jugos gástricos. Ayuda a eliminar los gases. Es antiinflamatoria, gracias a uno de sus componentes, la curcumina, útil en dolores articulares. Reduce el colesterol y el azúcar en sangre. Previene la formación de coágulos. Gran antioxidante.

Canela

Controla el nivel de azúcar en sangre porque aumenta la eficacia de la insulina. Aumenta la termogénesis o metabolismo basal (la capacidad del organismo de transformar la glucosa en energía). Controla la hipertensión arterial, es digestiva. No se debe tomar si tenemos úlcera gastroduodenal.

LOS ACEITES

Los aceites son grasas de origen vegetal que se encuentran dentro de las células de las semillas y de algunos frutos. Están compuestos de triglicéridos y, dependiendo del aceite, están formados por ácidos grasos saturados, monoinsaturados o poliinsaturados. También tienen sustancias no grasas (insaponificables) de las que depende su aroma, poder vitamínico o sus propiedades medicinales, como la vitamina E (sobre todo en el germen de trigo y girasol), betacarotenos, fitosteroles (que impiden la absorción del colesterol en el intestino) y lecitina (sólo en los no refinados), que protegen el hígado y el sistema nervioso. No son un alimento completo ya que carecen de hidratos de carbono, proteínas, minerales y fibra. Su valor calórico es muy alto.

Con los aceites pasa lo mismo que con los cereales, también se refinan y para mantener la salud deberíamos huir de ellos. Los aceites refinados se empezaron a comercializar a partir de la Revolución industrial, antes se obtenían por presión mecánica y a bajas temperaturas pero esto encarecía mucho el precio porque salía poco aceite. Entonces empezaron a refinarlos para sacar más aceite con la misma cantidad de producto. El proceso de refinado desnaturaliza bastante el aceite y no sólo hace que pierda propiedades, sino que puede llegar a ser perjudicial. Se utilizan disolventes que son tóxicos para conseguir más cantidad y aunque teóricamente los vuelven a retirar no dejan de haber estado en contacto con el aceite que luego vamos a comer. Además, por las altas temperatutras a las que se hacen estos procesos se destruyen vitaminas y sustancias activas que forman parte del aceite y se producen otras, como la acroleína, peróxidos, e hiperóxidos que favorecen la formación de radicales libres, la arteriosclerosis, la obesidad... y no sólo eso, las altas temperaturas cambian su estructura (pasan de cis a trans).

Esa «nueva cara» ya no nos cuida tanto porque no la «reconocemos». El aceite refinado fomenta las inflamaciones y es culpable de que no sea bueno abusar de los guisados fritos, rebozados, etcétera. No sólo porque engorden más, ya que chupan mucha grasa, sino porque la grasa se vuelve mala y muy difícil de eliminar.

Eso sí, el refinamiento además de dar más cantidad, facilita su conservación y reduce su grado de acidez, cosa que gusta más al paladar de mucha gente. Yo desde luego me decanto por los aceites obtenidos en primera presión en frío mediante procedimientos mecánicos.

ACEITES VÍRGENES EXTRA DE PRIMERA PRESIÓN EN FRÍO

Aceite de oliva

Contiene ácidos grasos omega 9 (oleico) y omega 6 (linoleico), vitamina E, es el único que tiene hierro (pero sólo si está sin refinar). Tiene una distribución óptima de ácidos grasos, aumenta el colesterol bueno o HDL, previene la arteriosclerosis y enfermedades coronarias, reduce la glucosa en sangre, estimula la vesícula biliar, así que ayuda a hacer la digestión y favorece al hígado y al corazón. Mejora el sistema inmune. Evita el estreñimiento.

Aceite de linaza

Mi favorito porque es el más rico en ácidos grasos omega 3. Útil contra gastritis y diarreas. Fortalece el sistema inmune. Reduce el colesterol. Palía las enfermedades reumáticas. Alivia el estreñimiento.

Aceite de girasol

Tiene omega 6 y omega 9. Más rico en vitamina E que el de oliva. Pocos ácidos grasos saturados. Retrasa el envejecimiento celular. Previene los problemas cardiacos y es recomendable para enfermos cardiacos. Reduce el colesterol. Ayuda a evitar la anemia. Se usa mucho en salsas y margarinas.

Aceite de ajonjolí

Muy rico en lecitina (por eso lo utilizo cuando tengo mucho que estudiar porque ayuda al buen funcionamiento del cerebro). Además alivia problemas digestivos. Regenera las células del hígado. Es posiblemente el aceite más eficaz para bajar el colesterol Puede tener un efecto laxante suave. Ayuda al sistema cardiovascular y a las arterias. Mejora la respuesta para las infecciones. Muchas veces me lo pongo en la piel, alivia sequedades e irritaciones, eccemas, soriasis...

Aceite de soya

Tiene muchos ácidos grasos poliinsaturados que reducen el colesterol, sobre todo omega 3. Es recomendable para los que tienen exceso de colesterol, tendencia a la trombosis, arteriosclerosis y enfermedades coronarias. El problema es que suele utilizarse refinado, con lo que pierde sus propiedades. Su sabor es muy neutro. También se usa mucho en margarinas, salsas, bollería y galletas industriales.

Aceite de coco

Es el más rico en ácidos grasos saturados, aun así los últimos estudios dicen que no sube tanto el colesterol como cabría esperar y que es recomendable en enfermedades pancreáticas e intestinales, fácil de digerir, pero debe usarse con moderación.

Aceite de palma

Este aceite, como el de coco, también tiene muchos ácidos grasos saturados pero a diferencia de aquél no es recomendable para los que padecen exceso de colesterol. Es un aceite muy usado en alimentos ya preparados (productos de bollería industrial, margarinas, salsas). Contiene betacaroteno pero desaparece por completo en el refinado.

ACEITE SÍ

Podríamos hablar de más aceites pero casi todos tienen las mismas propiedades menos el de palma y el de coco, que tienen más ácidos grasos saturados. Es muy importante que se respete su elaboración por eso nos tenemos que fijar que en la etiqueta diga que se han empleado procedimientos mecánicos, es decir, que está hecho del primer aceite que sale al estrujar las aceitunas, o la nuez o la almendra o el ajonjolí.

No hay que tenerle miedo a los aceites porque la deficiencia de ácidos grasos esenciales, como el omega 3 y el 6, hace que seamos más propensos a la hipercolesterolemia, al incremento de la presión arterial, a la adherencia de plaquetas, a las inflamaciones. Pero para que en el cuerpo hagan todo eso es muy importante que no abusemos de las grasas saturadas ni de las trans, porque éstas impiden el trabajo de los buenos ácidos grasos.

Los alimentos procesados no contienen los ácidos grasos esenciales en las cantidades que necesitamos.

FRUTOS SECOS

Los frutos secos son la semilla del fruto y se caracterizan por ser pobres en agua y ricos en aceites, por eso se llaman oleaginosos (anacardos, nueces, almendras, avellanas...), e hidratos de carbono, por ejemplo los farináceos como la castaña. Todos tienen propiedades cardiosaludables. Para los que no comemos proteína animal son un alimento básico ya que tienen muchas proteínas superando a la carne, pescado o cereales. Por otro lado nos beneficiamos de que no producen ácido úrico ni suben el colesterol. Es una pena que la gente les tenga miedo porque tienen fama de que engordan, es verdad que tienen muchas grasas, pero éstas son buenas y a la larga engordan menos que la carne, los embutidos, los quesos o la bollería industrial. Sólo se debe comer con moderación el coco porque tiene grasas saturadas. En general reducen el colesterol malo o LDL (el que se queda por las paredes arteriales porque es muy grande y pesa mucho) y aumenta el bueno o HDL (éste es el que se elimina fácilmente porque es más pequeño). Tiene muchísimos minerales, la almendra por ejemplo es el más rico en calcio. Además, pueden comerse crudos. Para que no nos indigesten sólo debemos masticarlos bien, no comer mucha cantidad de una vez y eliminarles la piel.

Nuez

Buen regulador. El fruto seco más equilibrado y digestivo. Aporta gran cantidad de calorías debido a sus grasas. Aun así no se debe prescindir de ellas, ya que las grasas que aportan son muy beneficiosas para nosotros. Son grasas insaturadas, omega 3 y omega 6, que ayudan a reducir el colesterol y los triglicéridos, así como contribuyen a la formación de anticuerpos y de tejido nervioso. La nuez tiene pocos hidratos de carbono, muy buena calidad de proteínas y si se combina con cereales ya es una proteína perfecta. Tiene vitaminas A y C y del grupo B (B1, B2, B3, B6), minerales como el fósforo, potasio, un poco de sodio, hierro, magnesio y calcio, oligoelementos como el cobre, el cinc y el manganeso. Todos estos nutrientes hacen de la nuez un alimento ideal para el cerebro, la producción de glóbulos rojos, el corazón, el sistema nervioso, para prevenir la anemia e infecciones, y disminuir el colesterol.

Almendra

Es de los alimentos vegetales que más proteínas tiene (pero los que siempre suben al podio son la soya y las algas), su porcentaje es casi tan alto como el de la carne o el pescado. Posee gran cantidad de grasas monoinsaturadas y poliinsaturadas, pocos hidratos de carbono. Tiene vitaminas del grupo B y sobre todo vitamina E, poca vitamina C. Minerales como magnesio, potasio, hierro pero sobre todo es rica en calcio y fósforo. Oligoelementos como manganeso, cobre o cinc. Además de sus nutrientes, lo mejor de la almendra es la proporción de los mismos, están muy compensados, lo que la convierte en alimento ideal como reconstituyente en casos de estrés o fatiga intelectual o física. Tonifica el pulmón, el corazón, alcaliniza la sangre y evita las pérdidas de calcio, disminuye el colesterol y aumenta la producción de leche. La leche de almendras es un buen sustituto de la leche de vaca, sobre todo para los niños porque fomenta su crecimiento.

Piñón

Ideal para los niños porque es el que menos alergias produce y es muy nutritivo. Tiene grasas insaturadas que reducen el nivel de colesterol en sangre, un buen porcentaje de proteínas, hierro y vitamina B1. Estimula la energía del pulmón y la producción de hormonas. Da energía al corazón. Mejora la recuperación en casos de traumatismos. Se suele recomendar a las personas con fatiga crónica, anemia, estreñimiento, colesterol alto, problemas digestivos, nerviosismo.

BROTES Y GERMINADOS

Es comer vida. Rejuvenecen el organismo porque la germinación aumenta la cantidad de enzimas, en general de todos los nutrientes que tiene (más bien, tendrá) el alimento. Tienen de todo: vitaminas, minerales, proteínas, hidratos antioxidantes en concentraciones más altas que los alimentos ya «adultos», por eso con pequeñas cantidades es suficiente. Contienen lecitina e inositol, además de muchísimas enzimas. Purifican y nutren la sangre, refuerzan el sistema inmunológico. Uno de los alimentos más sanos que hay.

Yo suelo comer los germinados de alfalfa y brócoli (éste está buenísimo), los pongo en la ensalada, en el sándwich o en una simple tostada.

LOS SUPERALIMENTOS

Estos alimentos podrían ser considerados los «deportistas de élite», por sí mismos son alimentos que tienen todos los nutrientes: proteínas (todos los aminoácidos), hidratos, grasas, vitaminas, minerales (cinc, fósforo, germanio, hierro, selenio), fibra, agua, también elementos fotoquímicos y enzimas. Por todo esto potencian las defensas, son anticancerígenos porque disminuyen el número de células malas o potencialmente malas del organismo, refuerzan la acción de nuestros antioxidantes naturales a la vez que disminuyen los radicales libres, y un largo etcétera. Quédate con estos nombres.

LOS HONGOS

Los hongos se utilizan desde hace siglos en la medicina tradicional china. Desde hace ya algún tiempo la medicina alopática les está dando el mismo lugar de prestigio. Todos tienen efectos muy parecidos: antidegenerativos y anticancerígenos. Se supone que es gracias a minerales como el germanios y los betaglucanos sobre el sistema inmunológico: elevan el nivel de interferón (proteína que inhibe el crecimiento de tumores o virus), al mismo tiempo que activan y potencian las células que más nos protegen ante agentes extraños —macrófagos, linfocitos T y NK *(Natural Killers)*. De esta forma nuestro sistema defensivo es más fuerte por partida doble. Te presento a cuatro, pero no son los únicos que puedes encontrar. Como siempre la calidad es primordial. No son baratos, pero merecen la pena.

Reishi. «Seta de la inmortalidad»

Como su nombre lo indica, tiene propiedades antienvejecimiento. Anticancerígeno. Antiagregante plaquetario. Disminuye los efectos del estrés. Proporciona equilibrio y fuerza mental. Facilita el reposo nocturno. Rejuvenece. Calma el nerviosismo. Disminuye la inflamación. Alivia los síntomas de la menopausia. Refuerza las defensas. Antioxidante muy potente.

Shiitake. «Seta de la larga vida»

Tiene ácido linoleico, proteínas, minerales y electrolitos. Baja el colesterol malo. Regula la hipertensión. Tiene propiedades terapéuticas antidegenerativas, estimula el sistema inmunológico. Gran cantidad de enzimas (ayuda a hacer la digestión), sobre todo SOD (superoxidodismutasa) que tiene un altísimo efecto antioxidante. Ayuda a asimilar el calcio y el fósforo.

Maitake. «Seta de la danza»

Activador de células efectivas para nuestras defensas (macrófagos, células NK). Previene la mutación celular. Disminuye los triglicéridos, el colesterol y la hipertensión. Facilita la regulación del metabolismo.

Melena de león

Protege y regenera la mucosa gastrointestinal «el recubrimiento» (las vainas de mielina) y las células nerviosas. Disminuye los edemas, o retención de líquido, fortalece la flora intestinal. Es eficaz en gastritis crónicas, alergias alimentarias, inflamaciones intestinales, reflujo. Se encuentra en cápsulas y se absorben mejor si las tomamos con vitamina C.

LAS ALGAS

Las algas son vegetales marinos con muchísimas propiedades beneficiosas. Tienen gran cantidad de proteína y poca grasa, aunque sí tienen ácidos grasos insaturados omega 3 y 6 tan importantes para nuestra salud. Son ricas en minerales como el calcio, el yodo, y en vitaminas C, E, betacarotenos (como la fucoxantina o zeaxantina), vitaminas del grupo B y clorofila (una molécula muy parecida a la hemoglobina de la sangre). Tienen propiedades anticancerígenas, depurativas y reconstituyentes. Eliminan metales pesados, regulan la glucemia, son antiinflamatorias, pero para eso tienen que ser de muy buena calidad, y no es por nada, pero las que se cultivan en Galicia, son de las mejores del mundo.

Chlorella

Tiene alta concentración en nutrientes (65 por ciento de proteínas). Todos los aminoácidos esenciales, muchas vitaminas y minerales (entre los que destacan la B12 y los betacarotenos, precursores de la vitamina A). Tiene muchísima clorofila (la que más). Podría regenerar células sanas. Refuerza el sistema inmunitario. Desintoxicante interno (limpia la sangre, el hígado, los riñones, los intestinos), refuerza el sistema inmunológico, reduce el colesterol, previene el endurecimiento arterial, neutraliza metales pesados, dioxinas, pesticidas, herbicidas. Empleado con éxito en casos de fibromialgia o SFC y anemia (podría elevar el número de glóbulos rojos).

Hiziki

Contiene más calcio que la leche y bastante hierro. Gran tónico del riñón. Compensa los excesos del azúcar. Combate el envejecimiento. Combina muy bien con ensalada, arroz y legumbre.

273

Espirulina

Alga con fuente proteica, entre 60 y 70 por ciento de su composición. Es muy rica en vitaminas del complejo B (destaca la B12), en calcio y hierro. Contiene ácido gamma-linolénico. Reduce la sensación de hambre antes de las comidas. Rebaja procesos inflamatorios. Contiene mucha clorofila (oxigena los tejidos).

Capítulo 12

Cómo cocinar los alimentos para favorecer tu salud

El alimento, como ya sabemos, es muy importante que sea de buena calidad. Tan importante es que sea bueno como el tratamiento que va a tener luego. Si te compras un Ferrari, que es un gran coche, y lo llenas de resina por encima y le pones plumas, echarás a perder tu Ferrari. Lo mismo pasa con la comida, si te compras el mejor solomillo de la mejor vaca del mundo pero luego lo pones en una sartén y lo «quemas», pues habrás matado toda la buena proteína que tiene esa carne. Hay que saber cómo cocinar los alimentos para que sigan siendo buenos y no arruinarlos en la preparación.

Los alimentos cuanto más frescos están, más vida y más enzimas tienen. Yo ni estoy a favor ni me gusta comer todo crudo. Sólo algunas cosas. La cocción de los alimentos favorece su digestibilidad, conservación y destruye microorganismos o sustancias tóxicas que contienen algunos alimentos, por ejemplo en las papas o berenjenas no maduras. También cambia el aroma, la textura y el color de los alimentos, haciéndolos más apetitosos. Por contrapartida se pierden vitaminas (A, B y C), enzimas, genera muchas moléculas que nuestras enzimas no reconocen ya que no estaban en su estado original. Volvamos al solomillo de la mejor vaca del mundo. Cuando está crudo es muy rojo, brillante y la grasa blanca. Cuando se fríe se vuelve más oscuro, seco y la grasa pasa a ser amarilla. Esto no quiere decir que yo coma todo crudo, para nada, pero sí me preocupo de la temperatura a la que cocino los alimentos. En la temperatura está el quid de la cuestión.

CÓMO COCINAR LAS CARNES

La mejor manera de comer la carne es poco hecha, en carpaccio, *steak-tartar* (tártara) o marinadas, ya que así conservan todas sus sustancias nutritivas pero sólo si la carne es de muy buena calidad porque podría tener bacterias, virus o sustancias contaminantes, por eso es mejor cocinarla de una forma suave, así se destruyen, además de que para nosotros es más fácil digerirlas e intensificamos su sabor. El problema es que con la cocción se pierde la calidad de sus proteínas y vitaminas, y por si fuera poco se forman sustancias malas, muy malas, para nosotros, como los benzoprienos y las nitrosaminas. Por eso una buena opción para comer la carne sería prepararla estofada o al horno procurando no pasar de los ciento ochenta o ciento noventa grados centígrados. Se puede preparar al vapor o "en papillote" (en papel aluminio) aunque el sabor no es al que estamos acostumbrados. Si vamos a cocinar la carne en olla a presión, hay que procurar que no pase de los ciento cuarenta grados. Mucha gente piensa que la forma más sana de comer la carne es a la plancha. Es verdad, pero sólo si se hace en casa o en un sitio de confianza. Cuando mis seguidores me preguntan qué pedir si comen fuera en un restaurante de «menú», les llama mucho la atención que les aconseje que no pidan nada a la plancha. Ellos creen que es la mejor forma de tomar la carne para adelgazar, pero normalmente en las planchas de esos restaurantes cocinan muchísimas cosas a la vez y, por el ritmo de las comidas que tienen que servir, muchas veces no da tiempo a limpiarlas bien y se juntan un montón de sustancias que son tóxicas, además de estar a altas temperaturas. Si lo hacemos en casa o en una plancha «conocida», está muy bien. De lo que huiría corriendo es de comerlas fritas o rebozadas, al grill es como más toxinas genera. Y ahora una mala noticia para mucha gente, se trata de la barbacoa. Ya lo sé, está buenísima, pero ésta es la peor forma de cocinarla. La carne suelta grasa que cae al fuego, ésta vuelve a subir con el humo y se pega a la carne que está en la parrilla, esto genera sustancias nocivas para nosotros. Por eso si es imposible prescindir de una barbacoa (reconozco que de vez en cuando es muy buen plan), sería bueno quitarle la grasa visible y precocinarla al horno para que disminuya el tiempo de contacto de la carne con el fuego. Si la cocemos, es mejor quitar la espumilla que se forma en el agua, sobre todo si es carne de cerdo.

El tocino no es nada aconsejable, al igual que los embutidos. Si no podemos pasar sin ellos, es mejor decantarse por el jamón serrano y el lomo, antes que por los que están cocinados, como el jamón york, la mortadela o cualquier otro que haya sido cocinado.

Yo no como carne, pero cuando se la preparo a mi familia, siempre la acompaño con ensalada, y sobre todo la cebolla y el ajo nunca faltan por su poder antibacteriano y anticancerígeno.

CÓMO COCINAR LOS PESCADOS

Lo mejor es comer los pescados al vapor, estofados o al horno (sin pasar los trescientos grados). El pescado a la plancha tiene el mismo problema que la carne, debe hacerse en una plancha «conocida». Si la plancha es de confianza, es una buena forma de prepararlo. No se debe abusar del pescado crudo porque así conserva una enzima que destruye la vitamina B1.

Para la mayoría de la gente comer pescado es un engorro. Hay que limpiarlo y huele mucho cuando lo cocinas. Son muchas trabas que hacen que dejemos de comer algo tan sano como el pescado. A quienes me cuentan que no comen pescado por estos problemas, les recomiendo que tomen conservas. A mí me encantan. Ahora (ya llega la «fastidiosa») no se puede abusar de las que llevan escabeche, limón o tomate, ya que sus ácidos interactúan con los metales de la lata (como el plomo, por ejemplo) y eso no es muy bueno. Mejor los frescos, pero entre comerlos y no comerlos, comamos en lata.

Tengo que decir que yo no suelo comer pescado porque no me gustan muchas de las técnicas que se emplean para capturar a los peces, y tampoco me gusta cómo se cuidan los mares o ríos. Supongo que es porque soy gallega y como parte de mi infancia la pasé en el puerto de Vigo me siento muy sensibilizada con este tema. Espero y confío que muy pronto respetemos y tratemos al mar como se merece.

CÓMO COCINAR LOS MARISCOS

Para asegurarnos de que no están contaminados lo mejor es mantenerlos vivos durante al menos cuarenta y ocho horas con agua limpia y cloro.

CÓMO COCINAR LOS HUEVOS

Hay que comerlos lo más frescos posibles y ecológicos. Podemos comprobar su grado de frescura metiéndolos crudos en un vaso de agua, si el huevo se hunde hasta el fondo es que está fresco, y si están cocidos cuanto más central esté la yema más fresco está. Como todos los alimentos, cuanto menos hechos estén, mejor. Lo perfecto es tomarlos pasados por agua, al vapor o escalfados. También pueden ser «fritos» pero con una gota de agua o muy poco aceite y éste siempre de oliva, si los hacemos en tortilla que esté cuajada y en ambos casos a bajas temperaturas.

Crudos no se deben comer porque tienen una proteína que impide la absorción de la vitamina B8, además de que nos pueden transmitir bacterias, como la salmonela. Los huevos fritos son los que pierden en este apartado. Una pena. Porque se suelen preparar en aceites a altas temperaturas.

Cómo cocinar las hortalizas y las verduras

Lo más sano es comerlas crudas, en ensalada. También está muy bien tomarlas escaldadas, al vapor, cocidas con muy poco agua para que sus vitaminas no se pierdan, o estofadas, incluso al horno pero a baja temperatura, de lo contrario pierden muchas, muchísimas, vitaminas. Yo sólo tiro el agua cuando cuezo las espinacas y las acelgas (cuando las tomo muy seguido) porque tienen una sustancia (ácido oxálico) que en grandes cantidades dificulta la absorción de calcio y hierro, además de favorecer la formación de piedras en el riñón. Te sonará raro pero yo aconsejo mucho los jugos de verdura. Es una forma muy buena de tomar la verdura cruda. Jugo de zanahoria con apio, incluso a veces le pongo lechuga, que da un sabor muy rico. Se puede hacer la combinación que se desee, incluso mezclarla con frutas; eso sí, hay que tomarlo al instante ya que si dejamos pasar mucho tiempo picando aquí y allá pierden los nutrientes. Debemos guardar las verduras con papel, en el que las envuelven en la frutería, o bajar la luz de la nevera si se va a tardar en consumirlas para intentar conservar lo máximo posible sus propiedades.

CÓMO COCINAR LAS LEGUMBRES

Las legumbres tienen muchísima fibra, por eso es bueno dejarlas en remojo por la noche para que al cocerlas «rompamos» esa fibra y así nos resulte más fácil masticarlas y digerirlas. Es bueno que estén bien cocidas. Las más tiernas, como los chícharos o habas, pueden comerse crudas pero en cantidades moderadas.

CÓMO PREPARAR LOS CEREALES INTEGRALES

Los cereales pueden ser en forma de pasta, en granos o en pan. Si son en forma de pasta lo mejor es al dente (como se han hecho toda la vida), o sea, ni muy cocidos ni muy crudos. Si es en granos, como el arroz, la quinoa o el mijo, bien cocinados. Las tostadas de pan no muy tostadas y nunca chamuscadas, está bueno pero es muy malo. Si los comemos en forma de brotes germinados, se pueden consumir crudos (así aprovechamos muy bien las enzimas, vitaminas y minerales).

CÓMO PREPARAR LAS FRUTAS

Lo ideal sería comerlas crudas sin pelar y enteras. Para eso tendrían que ser ecológicas, si no es así, pelarlas o lavarlas bien para eliminar los pesticidas. Si las troceamos, comerlas al instante para evitar que pierdan sobre todo la vitamina C. Si las comemos desecadas, que sean de muy buena calidad y retirando la «harinilla» que llevan alrededor. Lo más recomendable es lejos de las comidas para beneficiarnos de todas sus propiedades, por ejemplo en ayunas, a media mañana o a media tarde. Las cítricas combinan mal con los cereales. Si se toman en jugos, que sean siempre naturales. Si nos sientan mal o estamos enfermos, podemos hacerlas en compota que son más fáciles de digerir. Si comemos mermeladas, también caseras, y si no, las que menos azúcar añadido lleven.

Cómo preparar los frutos secos

Hay que tomarlos en crudo y sin piel. Evitar tomarlos tostados. Y no te digo nada de esos que vienen con miel y sal...

Cómo emplear los aceites

Yo, primero, te recomiendo que consumas aceites tipo virgen extra de primera presión en frío. En la etiqueta ponen «obtenido directamente de aceitunas y sólo mediante procedimientos mecánicos». Hoy en día este tipo de aceites también los hay en muchos supermercados, pero están camuflados entre los refinados, por eso hay que leer siempre la etiqueta. Además, aunque no lo creas no son mucho más caros. Comprar este tipo de aceites es lo mejor que podemos hacer porque contienen grasa esencial para nosotros porque no la podemos fabricar, como el omega 3 y 6. Yo evitaría los aceites refinados.

Los fritos, como ya sabemos todos, no son buenos, es una lástima porque están buenísimos. Cuando freímos a altas temperaturas un aceite sólo aparecen cosas malas, los ácidos grasos insaturados pasan a saturados o trans, perdiéndose todo lo bueno de los primeros y formándose sustancias que favorecen enfermedades.

El mejor aceite para freír es el de oliva, es un aceite robusto y fuerte que aguanta muy bien las altas temperaturas. Mucha gente cocina con el de girasol, y es una pena porque éste es mucho más sensible al calor. Como hemos visto, la temperatura a la que se somete el aceite influye muchísimo en nosotros, y por desgracia es para mal. Así que si comemos fritos que sea en casa y con aceite de oliva y de ser posible no reutilizarlo muchas veces. Hay que secar los alimentos porque el agua favorece la descomposición del aceite. Intenta no oler los humos que desprenden porque se crean sustancias muy irritantes.

En los estofados o cocina de cazuela no suelen alcanzar esas temperaturas tan altas, pues se hacen «a fuego lento», así que son formas de utilizarlos muchísimo más sanas.

Aunque no son aceites pero sí grasas te recomiendo, que si las vas a usar, utilices mantequilla no margarina. Las margarinas suelen hacerse con aceite de maíz o de soya, muy sensibles a los procesados. Cuando cocines con mantequilla intenta que nunca salga humo, y no la comas «quemadita» con el pan, no es bueno (ya sé que así el sándwich está más bueno, pero esa preparación es mejor dejarla para ocasiones especiales).

COCINAR CON MICROONDAS

Yo nunca lo utilizo, y si lo hiciera no cocinaría con él a diario y menos para calentar el agua, lo más básico para nosotros. El horno de microondas no cambia la bioquímica de los alimentos, siguen conservando sus proteínas, hidratos, minerales..., pero sí cambia la orientación de sus moléculas. Imagina que metemos un coche en el microondas, pues después de cocinarlo aparecen todas sus partes, pero mal colocadas, el volante en el cofre y las ruedas de sillón. Tiene todas las partes del coche, pero mal montadas y así no funciona igual.

Dicen que no es malo utilizarlo pero yo estoy más tranquila con mi cazuela de toda la vida. Sería ideal cocinar con vidrio o cerámica porque no interactúan con los alimentos ni liberan sustancias. El acero inoxidable también es bastante estable, y es mejor evitar el contacto directo con productos muy ácidos como frutas cítricas, vinagre o tomate. Las ollas de teflón (las antiadherentes) son muy seguras también, pero ojo con las rayaduras porque liberan sustancias muy malas. De las cazuelas de barro que por dentro tienen esmalte brillante hay que huir porque contienen mucho plomo.

Capítulo 13

Los sabores y los colores

LOS SABORES

Como hemos visto hasta ahora, los alimentos, dependiendo de los nutrientes o elementos fotoquímicos, tienen unas propiedades u otras, pero no son los únicos factores que intervienen en sus características, hay muchas más; por ejemplo, los sabores, la textura, el tamaño, el color, la temperatura (tanto externa como la que producen en el interior del organismo una vez metabolizados), el estado de frescura o vitalidad del alimento. Según la medicina tradicional china, es importante que se varíen los sabores porque cada sabor tonifica energéticamente a según qué órganos y todos si se toman en exceso los pueden llegar a dañar. Hay cinco sabores fundamentales: el dulce, el salado, el amargo, el ácido y el picante. Cada sabor tiene sus propiedades.

El dulce

Tonifica el páncreas y el estómago. Es el sabor más regulador y, sobre todo, armonizador. Es el tonificador de la energía. Relaja y regula la tensión. Refuerza, actúa directamente sobre la «carne». Lo conveniente es que junto al dulce haya dos o tres sabores más. Alimentos que tienen este sabor: arroz, centeno, avena, trigo sarraceno, calabaza, zanahoria, manzana, uva, papa, maíz, chícharos, coles de Bruselas, habas, berros, lechuga, berenjenas, garbanzos... El exceso provoca mucosidad, flema y dispersión. La infusión de salvia o de estigmas de maíz o bardana le encanta al páncreas.

El ácido

Tonifica y desbloquea el hígado y la vesícula biliar. Es astringente, evita la pérdida de líquidos (a la gente que tiende a sudar mucho le sirve de gran ayuda al igual que a la que sufre de diarreas, hemorragias o vómito), desintoxica, es antiinflamatorio, estimula la circulación sanguínea y de la mente. Mejora la digestión. Alimentos que tienen este sabor: el limón, la toronja, la manzana ácida, el vinagre, el chucrut (col fermentada en agua con sal), la escarola, el tomate, el yogur, el trigo... El té de boldo sirve muy bien para el hígado «vago», al igual que el de diente de león o cardo mariano. Las personas con constitución frágil deben tomarlo con precaución, ya que el exceso de ácido puede dañar el estómago y producir retención de líquidos.

El amargo

Tonifica el corazón y el intestino delgado. Promueve la energía descendente, es un gran drenador, baja la temperatura, baja el calor de los órganos intoxicados o saturados, diurético, favorece la digestión y abre el apetito, actúa sobre la «sangre». Alimentos que tienen este sabor: el centeno, la alcachofa, el té verde, la manzanilla, las endibias, el apio, el espárrago, el tomillo, el orégano, la alfalfa, los germinados y el mijo, éste se distancia de los demás cereales porque baja el calor del corazón, indicado en casos de arteriosclerosis e hipercolesterolemia.

Es una gran ayuda para la gente que quiere adelgazar o perder líquidos.

El picante

Tonifica el pulmón. Ayuda a eliminar mucosidades, ayuda a realizar la digestión, reduce los gases y combate a los parásitos. Tiende a mover la energía hacia arriba y hacia fuera del cuerpo, desbloquea, aumenta la temperatura interna. Actúa directamente sobre la «energía». Alimentos que tienen este sabor: el jengibre, la cúrcuma, el rábano, el ajo, el comino, la canela, la cebolla, el nabo, el cardamomo y el azafrán (no entran en este tipo de sabor ni la guindilla [pimiento pequeño un poco picante] ni el chile ni la pimienta roja de Cayena porque son demasiado fuertes). La infusión de la planta pulmonaria le viene muy bien al pulmón para mantener a raya a las bronquitis y la de tilo a la tos seca.

El salado

Tonifica el riñón y la vejiga. Tiende a mover la energía hacia abajo y hacia el interior del cuerpo, hidrata, ablanda o humedece durezas (y si no que se lo pregunten a las abuelas que siempre ponían sus piececillos en agua con sal), mejora el estreñimiento y las inflamaciones abdominales. Tonifica el ánimo. Actúa directamente sobre los «huesos». Alimentos que tienen este sabor: las algas, el perejil, los pescados, el miso, los pepinillos y el gomasio (preparado que sustituye a la sal y que está hecho de ajonjolí con sal marina). Tomarse una sopa de miso todos los días es genial, o un té de abedul o hinojo. Aconsejable en personas nerviosas y delgadas porque las calma y tonifica. Para los orientales el sabor salado nada tiene que ver con la «sal común» pero como normalmente solemos abusar mucho de la sal lo mejor para nutrir los riñones es comer alimentos dulces o ácidos.

LOS COLORES

Los colores de los alimentos, según la medicina tradicional china, además de tener propiedades terapéuticas son afines a algunos órganos.

Rojo

Tienen afinidad con el corazón. Para ellos el corazón controla las emociones. Calientan, tonifican y estimulan la circulación sanguínea. Alimentos de color rojo: el vino tinto, el tomate (jitomate), el pimiento rojo, las carnes (crudas), la col lombarda, las cerezas.

Amarillo / naranja / marrón

Tienen afinidad por el estómago y el páncreas. Armonizan y centran. Para ellos el páncreas es el más importante en la digestión y de su estado depende la transformación de los alimentos. Alimentos de estos colores: la zanahoria, el maíz, el mijo, las lentejas, la calabaza, las carnes (cocidas), la piña, la soya amarilla.

Blanco

Tienen afinidad con el pulmón. Para ellos los pulmones son los que dominan la energía vital. Le dan tanta importancia a la respiración y la meditación porque nos permiten controlar la energía de todo el cuerpo. Los alimentos de color blanco refuerzan y purifican. Alimentos de color blanco: la pera, el ajo, la cebolla, el nabo, la avena, el arroz.

Negro

Tonifican el riñón y la vejiga. Para los orientales los riñones son el pilar de la salud, su estado determina el de todos los demás órganos. Para ellos el riñón está representado por el agua, que al fin y al cabo es la que une, funde. Representan la fluidez, almacenan la energía más profunda y sutil del organismo. Refrescan y astringen. Alimentos de color negro: las uvas negras, las ciruelas, el miso, las algas, la soya negra, el azuki.

Verde

Tienen afinidad por el hígado. Desintoxican la sangre y la tonifican porque su energía es refrescante, por tanto, nos ayudan a relejar su energía. Alimentos de color verde: las espinacas, el brócoli, la alfalfa, los berros.

Para la medicina tradicional china es importante que haya varios colores en cada comida, predominando el amarillo, el naranja o el marrón y varios sabores, predominando el dulce. Así, ya que todos trabajan

conjuntamente, estaremos más conectados con nosotros mismos y no habrá grandes desequilibrios
entre unos órganos y otros. Si el hígado está muy
bloqueado o agotado, al final repercutirá en el corazón. Si nos sentimos agitados, estaremos más irascibles. Al estar irascibles, tenderemos a la ansiedad, y si
ésta continúa en el tiempo, el miedo o la paralización
están asegurados.

Capítulo 14

El estrés

La tranquilidad en la vida es importante. Vivir relajados, relativizar las cosas para que no nos afecten más de lo que deben es esencial para tener una vida apacible. Si para la mayoría de nuestras cosas las prisas son malas consejeras, para comer son el doble de malas.

Para mí, una de las peores cosas que hay es comer rápido y estresados. Cuando lo hacemos ponemos en marcha a las hormonas del estrés, aunque estemos sentados y sin ningún «peligro» alrededor, que es por lo que se pone en marcha esa hormona realmente. El estrés en el vocabulario médico se define como un estímulo externo que amenaza la homeostasis, es decir, el equilibrio de las funciones orgánicas.

Las hormonas del estrés son la adrenalina y la noradrenalina (catecolaminas). Salen de un «sombrero» que hay encima de los riñones llamadas cápsulas suprarrenales. Son esenciales para la supervivencia. De hecho, gracias a ellas podemos soportar mejor las situaciones extremas, como cuando nos rompemos una pierna, cuando nos llevamos un disgusto; es decir, nos permiten soportar trastornos físicos y psíquicos, el verdadero estrés. Estas hormonas están controladas por el sistema nervioso simpático (el que nos acelera el corazón cuando lo sentimos). También está el cortisol, que es muy importante en el metabolismo de las grasas, los hidratos y proteínas, y afecta a la presión arterial. Todo este engranaje es muy complicado y muy delicado. Cuanto menos le «molestemos» mejor. Si le «molestamos» se va a poner en marcha y se va a preparar para vivir estados de emergencia acondicionando al cuerpo para soportar situaciones de esfuerzo físico supremo, como correr o luchar.

A la hora de comer el estrés actúa de la misma forma. Si yo como con rapidez y ansiedad porque «no tengo tiempo ni para comer», por dentro el cuerpo «piensa» que estamos ante una situación de emergencia y se cree que tiene que correr (sobre todo cuando comemos fuera de casa). Aunque estemos tranquilamente sentados, nuestro cuerpo está viviendo una situación extrema y está preparado para correr lo más rápido posible, de ahí que aumenten los latidos del corazón, incluso que transpiremos. Lo que pensamos o sentimos tiene «poder» sobre las hormonas del estrés porque ellas son muy «instintivas». Como el cuerpo se cree que tiene que correr, las hormonas que tienen que trabajar para aprovechar los nutrientes de la comida, paran de hacer su trabajo porque la digestión no es lo más importante cuando las hormonas creen que viene un león por nosotros (por elegir una situación extrema). Y no lo creen por gusto, lo creen porque les estamos mandando esa señal.

El estrés y la digestión

El comer con estrés conlleva dos situaciones. Primera, que la digestión nos resulta muy pesada porque los movimientos del estómago en lugar de ser rápidos y energéticos para batir y mezclar la comida pasan a ser lentos. El estrés también afecta a la salida de enzimas y jugos que intervienen en la digestión, que es, precisamente cuando más las necesitamos. Segunda, los nervios que se van a hacer cargo de lo que hemos comido paran de trabajar, porque llega la adrenalina y les dice que abandonen la actividad. La digestión se hará luego, ahora todos centrados para salir corriendo y huir del «peligro». Si ese estrés es prolongado, como con la adrenalina no basta, sale el cortisol. Esto es muy fastidioso para controlarnos con la comida porque nos da hambre. La adrenalina se ocupa de aumentar nuestro ritmo cardiaco y la fuerza de contracción de los músculos (por eso estamos tensos, rígidos). Esto supone un gasto importantísimo de energía. Si seguimos tensos, estresados, entonces sale el cortisol «para ayudar» y le dice a los músculos: «Tranquilos que yo les voy a conseguir más azúcar», para que logres tener más potencia y sigas en este estado, huyendo. El cortisol se va rápidamente a los depósitos para que se reponga el azúcar de donde sea. El cortisol, para que lo entendáis, es el que nos ayuda cuando ayunamos. Él se encarga de buscarnos el azúcar para que no desfallezcamos. Ante esta situación de estrés nuestro cuerpo ha funcionado genial. La adrenalina y el cortisol han hecho su trabajo. El único problema es que nosotros no hemos corrido delante de ningún león, es decir, no hemos gastado energía física. Este vaivén virtual agota nuestro sistema nervioso y es cuando nos salen frases tipo: «tengo los nervios a flor de piel» o «un día de estos exploto». Por si fuera poco, el cortisol, además de ayudar al metabolismo de los alimentos y buscar energía en situaciones de estrés, con una situación mantenida intensifica las ganas de comer para «ayudarnos» a la recuperación del cuerpo tras la movilización de tanta energía. Si de verdad tuviéramos que correr para salvar la vida, claro que necesitaríamos comer, pero ni estamos en peligro ni hemos corrido. La adrenalina está muy bien sentirla de vez en cuando, pero si estuviéramos todo el día en una montaña rusa, acabaríamos locos de tanta subida y bajada. Si estamos en una alerta «mental» constante por las prisas, el celular, el trabajo, los congestionamientos, los hijos, y no tomamos en serio relajarnos a la hora de la comida (el máximo de veces posible), haciendo ejercicios de respiración de vez en cuando durante el día, saliendo a pasear, escuchando música o lo que más nos guste, pero «de verdad», entonces el caos es más grande aún, tanto, que el estrés hoy en día es la causa principal que contribuye a las ansiedades, las depresiones, la fatiga crónica, las cardiopatías, el envejecimiento, el cáncer, etcétera. Sólo te puedo decir una cosa: *«be water, my friend»*.

Capítulo 15

Los suplementos

Lo ideal es comer bien, respetando la manera de preparar los alimentos, que sean lo más frescos y cercanos posible, que descansemos, bebamos agua pura y no nos estresemos. Eso con el ritmo que llevamos hoy en día es prácticamente imposible. Yo tomo suplementos dependiendo del momento que esté viviendo, no lo hago constantemente. Lo ideal, como digo, es comer bien. Los suplementos, valga la redundancia, suplementan; es decir, apoyan, ayudan a los nutrientes cuando hay muchos elementos en contra, y muchos de ellos son muy efectivos. Voy a poner una lista de los que son fundamentales. Todos son naturales.

Vitamina C

Tiene que ser orgánica y si lleva bioflavonoides mejor, porque aumentan sus beneficios. Al día de hoy es más fácil encontrarla en forma de «éster» (lo ponen en la presentación). Su metabolización se retrasa, y por tanto sus efectos duran más. Además, con esta forma tiene más afinidad con la piel. La vitamina C no se almacena en el organismo, la expulsamos a diario por eso hay que tomarla todos los días. Sólo se encuentra en alimentos vivos: frutas y verduras. Hoy casi nadie toma frutas ni verduras, y no solemos consumir las verduras que más cantidad tienen de esta vitamina. Por ejemplo, el escaramujo o la acerola tiene tres mil miligramos por cien que tiene el kiwi o los cincuenta de la naranja. Cuando tenemos mucho trabajo es bueno por la mañana o a media mañana tomar mil miligramos de vitamina C de acerola orgánica con bioflavonoides (son los que le dan el color a las plantas y son potenciadores de los principios activos de las mismas). Es antioxidante, antiinflamatoria, protege las arterias y los capilares. Muy recomendable para fumadores, para quienes van al gimnasio muy seguido o para los que están de acá para allá todo el día estresados. Altamente recomendable para mujeres que toman anticonceptivos o para quienes están siempre con antibióticos.

Esta vitamina es muy importante para la elaboración de hormonas, mantiene los capilares sanguíneos en forma y potencia el sistema inmunológico. Es antioxidante. Ayuda a la absorción de hierro. Favorece la disminución de la formación de colesterol, y sobre todo es fundamental para la formación de colágeno y elastina, las células de la piel, y si no me crees pregúntale a Linus Pauling, Premio Nobel de Química de 1954, su descubridor.

LOS ÁCIDOS GRASOS

Como hemos visto, hay ácidos grasos que son esenciales para nosotros y muchos ya se pueden comprar en forma de suplemento. Los más importantes son el omega 3 y el 6 porque son fundamentales para formar las prostaglandinas, que son las que deciden los procesos de inflamación; el equilibrio entre los dos es importante. En lugar de suplemento también se pueden mezclar semillas, por ejemplo girasol y semillas de linaza, ajonjolí y calabaza. Se pueden triturar y guardar en botes pequeños (si hacemos mucha cantidad y no las usamos se enrancian) y añadirlas al pan, yogur, ensaladas, pastas...

Omega 6 o ácido linoleico

Es un ácido poliinsaturado. Cuando lo ingerimos forma un hijo bueno y éste dos nietos, uno bueno (diho-gamma-linolénico) y otro malo (ácido araquidónico) porque induce, entre otras cosas, a las inflamaciones o agregaciones plaquetarias, y para que no se disparen y puedan trabajar los buenos hay que controlar la dieta. Como el omega 3 nuestro cuerpo también lo forma a partir de la ingesta de grasa animal, carnes, lácteos grasos o margarinas, por tanto, si queremos que trabaje su hijo y su nieto bueno tenemos que comerlos con moderación. También debemos controlar el consumo de azúcar blanco porque barre minerales imprescindibles para que los buenos se formen bien, como el magnesio, el cinc y la vitamina B. Es útil para disminuir los problemas nerviosos, la debilidad muscular, el retraso en el aprendizaje, la deficiencia inmunológica, los desórdenes renales, menstruales y la arteriosclerosis. El aceite de borraja, onagra y prímula lo contienen en gran cantidad.

CLA (ácido linoleico conjugado)

Se obtiene a partir del aceite de cártamo, borraja, onagra o girasol, y en las carnes y lácteos, pero se puede comprar aislado. Se utiliza para paliar el síndrome premenstrual y las inflamaciones. Estimula el metabolismo energético, útil en el control de peso. Reduce el colesterol y los triglicéridos. Previene la arteriosclerosis y accidentes cardiovasculares.

Aceite de onagra

Tiene 82 por ciento de omega 6. Previene el síndrome premenstrual. Apoyo a la menopausia. Reduce la presión arterial, el colesterol y la agregación plaquetaria. Útil frente a las alergias, el envejecimiento de la piel (piel seca, eccemas, soriasis) y los problemas articulares y reumatoides.

Omega 3 o ácido linolénico

Ácido graso poliinsaturado. Es el más importante de todos, es esencial porque el organismo no sabe fabricarlo. Tiene dos hijos, el EPA y DHA, que nuestro cuerpo sintetiza si comemos pescado azul (salmón, trucha, caballa, sardina, arenque). En el reino vegetal se encuentran en las algas, el aceite de linaza, el aceite de calabaza, el aceite de nuez y el aceite de soya. Indispensable para la salud de las paredes celulares, da fluidez (que es mucho mejor que la rigidez). Previene alergias y los trastornos cardiovasculares. Potencia el sistema inmune y reduce la presión arterial. Eleva el HDL (colesterol bueno), y el buen funcionamiento del cerebro y los nervios. Para el buen estado de la piel. Calma los dolores reumáticos, el asma y las inflamaciones de todo el sistema digestivo. La deficiencia de omega 3 puede producir hipercolesterolemia, incremento de la presión arterial, problemas en el metabolismo de los azúcares, adherencia plaquetaria e inflamaciones.

Los ácidos grasos poliinsaturados omega 3 y 6 son imprescindibles para que los aceites trabajen bien, en forma de suplementos o como alimentos, es fundamental reducir las grasas saturadas y las grasas trans, como las carnes y lácteos grasos, y las margarinas. Y no se debe abusar de ellos si se toman fármacos antitrombóticos.

Otros que podemos encontrar aislados son:

Omega 7 o ácido palmitoleico

Se obtiene a partir de las bayas de espino amarillo y es monoinsaturado. Es idóneo para la piel, alivia sequedades e irritaciones, eccemas y soriasis. Como todos, ayuda al sistema cardiovascular y a las arterias. Mejora la respuesta para las infecciones. Se vende en cremas. Tiene un aroma a mandarina (que es de donde lo sacan) ideal para pieles secas, escamosas o tendientes a las dermatitis.

Ácido alfa-lipoico

Potencia los efectos de la vitamina C. Aumenta la capacidad regeneradora de las células. Hasta los 30 o 35 años no se necesita, pero pasados los 40 no viene nada mal. Ayuda a regular el azúcar en sangre. Es muy antioxidante, controla los radicales libres y su efecto: la antesala de las arrugas. Estimula la síntesis de proteínas. Protector hepático. Elimina toxinas. Protege el cerebro. Lo contienen: espinacas, coles, cereales, levadura de cerveza y carne.

LECITINA DE SOYA O FOSFATIDILCOLINA

Ayuda a que el colesterol bueno atrape el malo facilitando su eliminación. Forma acetilcolina, que es un neurotransmisor implicado en procesos de aprendizaje y memoria. Bueno para las alteraciones hepáticas, para problemas cardiovasculares y para el rendimiento atlético. Forma el inositol que tiene un efecto relajante sobre el organismo, es útil frente a la arteriosclerosis, ayuda a disminuir la tensión arterial de tipo emocional, es importante para la relajación, el sueño, la vista, la circulación sanguínea y el pensamiento positivo, ayuda a formar semen y estimula al peristaltismo (movimiento) intestinal. El inositol, además de en la lecitina de soya, se forma a partir de las legumbres, frutos secos, cereales integrales, brotes y germinados.

COENZIMA Q10

Ayuda a activar a las enzimas regenerando las células. Antioxidante. Ayuda a tener energía. Estimula nuestro sistema inmune. Mejora la circulación y protege el sistema cardiovascular. Ayuda a regular los latidos del corazón. Unida al hierro y a la vitamina B6 retrasa la pérdida de memoria. Eficaz en casos de distrofia muscular. Con la edad se va perdiendo.

NADH O COENZIMA I

Es de los antioxidantes más eficaces. Disminuye el *jet lag* (induce al sueño con desarreglos de horarios). Potencia la memoria, ayuda en el estudio. Ayuda en estados depresivos.

CAROTENOS

El cuerpo los transforma en vitamina A pero éstos tienen mayor capacidad antioxidante. Sobre todo son antioxidantes. Nos protegen de los radicales libres. Los carotenos que destacan son alfa y betacaroteno: se localizan en los vegetales verdes, naranjas y amarillos, calabaza, zanahoria, boniato. Existen muchos y se pueden comprar aislados, como la luteína: protector de los ojos. Se encuentra en las espinacas, brócoli y yema de huevo. También en el maíz, frutas de verano y tropicales. El licopeno es el de mayor poder antioxidante y potencia las vitaminas C y E. Protege el sistema vascular y la próstata. Está en los alimentos de color rojo, como el jitomate (cocinado se aprovecha mejor) y la sandía.

Vitaminas grupo B

Sólo se deben consumir por separado cuando lo dictamine un profesional. Las vitaminas del complejo B trabajan en grupo. Son imprescindibles para el buen estado de salud del sistema digestivo, nervioso, piel, cabello y para producir energía. Ayudan al hígado a realizar sus trabajos. Síntomas de carencia: nerviosismo, fatiga crónica, depresión, colesterol alto, estreñimiento, problemas digestivos, hipertensión, insomnio, mala memoria, menstruaciones difíciles, caída del cabello... Disminuyen con la toma de anticonceptivos, estrés y alcohol, y azúcares simples. Las contienen en gran cantidad: los cereales integrales, la levadura de cerveza, el germen de trigo, la soya, el hígado, los frutos secos sin tostar, la melaza y el alga espirulina.

Aminoácidos

Siempre que se tome un aminoácido es mejor hacerlo con el estómago vacío para que se aprovechen todos sus efectos (si los tomamos con alimentos, el cuerpo se cree que forman parte del filete).

Glutamina

Para casos de estrés e infecciones. Acelera la regeneración de la «piel» intestinal. Incrementa los niveles de insulina. Previene el deterioro muscular. Aumenta los niveles de energía. Estimula la formación de glutatión (un poderosísimo antioxidante). La contiene el trigo, la soya, la leche, el cacahuate, la carne, el pescado y el huevo.

Carnitina

Controla el depósito de las grasas porque facilita su uso. Asegura las contracciones del corazón (incluso en casos de insuficiencia) porque actúa como tono cardiaco, evitando que el corazón incremente peligrosamente sus pulsaciones en deportes prolongados. Mejora el aprovechamiento de las vitaminas D y E. Indicada en casos de esterilidad masculina.

Taurina

Estabiliza las células del sistema nervioso. Mejora el músculo cardiaco (más de 50 por ciento de los aminoácidos del corazón son taurina). Protege la retina de los rayos ultravioletas. Eficaz contra los cálculos biliares. Evita la degeneración cerebral en la vejez. Mejora el metabolismo del calcio.

Triptófano

Actúa como neurotransmisor ayudando a formar la serotonina. Muy inestable al calor, además se encuentra en pequeña proporción, lo que provoca que su carencia sea frecuente. Imprescindible para evitar depresión, problemas de sueño e irritabilidad. Junto con los hidratos evita la ansiedad para dietas de adelgazamiento. Se encuentra en el plátano, la papa, el huevo, la avena, el pescado, el arroz, el cacahuate, el maíz y el trigo.

Como norma general no existen grandes problemas carenciales de aminoácidos pero influye en su absorción la manera de cocinar los alimentos.

OTROS SUPLEMENTOS

Equinácea

Es una planta que tiene muchos nutrientes, como calcio, magnesio, hierro, fósforo, selenio, cinc y vitaminas B1, B2, B3 y C. Potente antibiótico natural que ayuda a reducir los resfriados y es buena en caso de bronquitis e infecciones del sistema respiratorio. No se debe abusar de ella porque puede llegar a ser hepatotóxica. No se recomienda durante el embarazo y la lactancia, ni en enfermos renales ni en diabéticos.

Propóleo

Lo crean las abejas y tiene más de ciento cincuenta sustancias que actúan como antibiótico natural y bactericida. Ayuda a curar heridas, mejora el sistema inmune, reduce el colesterol y es antioxidante. Útil en resfriados, gripe, faringitis y úlceras bucales, dérmicas y estomacales.

Jalea real

Segregada por las abejas. Contiene todo el complejo que forman las vitaminas del grupo B y la vitamina C, así como nitrógeno y azufre. Combate los dolores artríticos, mejora los desequilibrios hormonales (caída de cabello). Puede aliviar alergias del sistema respiratorio (como la fiebre del heno). Ayuda al transporte de oxígeno en las anemias. Estimula el bienestar. Ayuda a normalizar la presión arterial. Mejora el cansancio físico y mental y los efectos negativos del estrés. Previene la arteriosclerosis.

Germen de trigo

Es la parte más interna del grano. Tiene mucha vitamina E (poderosísimo antioxidante, protege a otras vitaminas). Mejora la respuesta para las infecciones y nos aporta ácido linoleico, el omega imprescindible para que los tejidos «respiren» bien. Según el doctor Ibáñez Sabio, protege las válvulas cardiacas, imprescindibles para que el ritmo de sangre que sale del corazón sea el justo. Tomado con vitamina C aumenta su absorción. Los aceites trans impiden su absorción. Lo podemos tomar en lascas, comprarlo en

aceite y ponérselo a las ensaladas o tostadas y en cápsulas. Ojo, es muy sensible a la luz. Se guarda en el
refrigerador en un bote opaco.

Levadura de cerveza

Polvo seco que se obtiene por deshidratación de le-
vaduras similares a las que fermentan el pan. Proli-
feran durante la fabricación de la cerveza. Altísimo
poder proteico de alta calidad biológica, vitaminas
del grupo B, selenio, cromo, ácido alfa-lipoico. Antioxidante y depurativo. Para carencias vitamínicas,
afecciones hepáticas y dérmicas. No es aconsejable
para las personas con ácido úrico, gota, enfermedad
de Crohn, colitis ulcerosa o candidiasis.

Capítulo 16

Yo sí comí bien y adelgacé. La dieta tipo

Te he dado mucha información en este libro para que seas capaz de hacer tu propia dieta. Como he dicho antes, cada persona es un mundo. Yo soy una mujer que ahora mismo estoy en mi peso y me encuentro estupendamente. Para que tengas un ejemplo práctico de cómo comer bien adelgaza, te voy a poner mi dieta.

Lo que tengo claro es que hay que variar, variar y variar de alimentos. Los cincuenta nutrientes que necesitamos para estar a tope están muy repartidos por los alimentos y si siempre comemos lo mismo tendremos demasiado de unos y poco de otros, y al final habrá desequilibrios porque todos los nutrientes trabajan juntos.

Yo hago cuatro desayunos, cuatro comidas y cuatro cenas diferentes a la semana. Siempre dependiendo de lo que se me antoje comer, porque la energía positiva con la que te enfrentas a las cosas es muy importante. No suelo picar ni a media mañana ni a media tarde porque no tengo hambre. Como estoy bien alimentada no me dan bajones de azúcar. Una cosa que te quiero recordar, yo no me fijo en las cantidades que como. Como hasta sentirme bien sin levantarme pesada.

Te voy a contar una dieta tipo para que te pueda servir de referencia.

Empieza el día

En cuanto me despierto me quedo en la cama un ratito pensando en mí, en lo que tengo que hacer ese día de una manera relajada y siempre de forma positiva (aunque a veces cuesta). Al rato me levanto de la cama y voy al baño. Lo primero que hago es pasarme un guante de crin en seco, con movimientos ascendentes en las piernas y los brazos (del tobillo a la cadera, de las manos a los hombros), en el área abdominal con movimientos circulares siguiendo las manecillas del reloj, y en los glúteos con el mismo movimiento. Me lo paso también por la espalda pero con movimientos descendentes, de arriba abajo. Con esto lo que consigo es retirar células muertas de mi piel y estimular el sistema linfático y sanguíneo.

Me ducho. Utilizo siempre que puedo productos naturales. Me seco muy bien. Luego me pongo mis aceites, normalmente aceite de ajonjolí o almendras con aceite de germen de trigo con aceites esenciales, que voy variando dependiendo de «mis necesidades» (de ciprés, de naranja amarga, de romero... aunque no lo parezca, son muy fáciles de encontrar en cualquier herbolario).

MI DESAYUNO

Combino cuatro desayunos.

Desayuno 1

Té de manzanilla.

A los veinte minutos me tomo un café con leche de avena. Tostadas de pan integral de centeno (las que se me antojen), con un puñito de levadura de cerveza, semillas de linaza (en cualquier supermercado las encuentras) y aceite de oliva extra virgen.

Desayuno 2

Medio litro de agua al tiempo con jugo de limón natural.

Pasados veinte minutos me tomo dos manzanas y luego un café con leche de espelta. Hojuelas de cereales (mis favoritos son los de avena y los de quinoa).

Desayuno 3

Té de diente de león.

A los veinte minutos me tomo una macedonia de manzana, pera, plátano, pasas (u orejones) y semillas de linaza y calabaza. Y una infusión de té verde.

Desayuno 4

Tortilla francesa (una yema con tres claras) con perejil y germen de trigo y un chorrito de aceite de oliva virgen extra.

MEDIA MAÑANA

Día 1: Agua al tiempo y frutas enteras (sin mezclar las frutas dulces con las ácidas).

Día 2: Jugo de manzana y zanahoria.

Día 3: Jugo de arándanos, moras y frambuesas.

Día 4: Jugo de pera con pepino.

LA COMIDA

Cada día cambio lo que como para no aburrirme y para comer de todo a lo largo de la semana.

Comida 1

Consomé de verduras.

Pasta de espelta con verduras de temporada al vapor. Lo acompaño con pan de kamut.

Para terminar, un té de manzanilla.

Comida 2

Ensalada de berros, zanahoria, cebolla roja, aceitunas, germinados de alfalfa, perejil y albahaca.

Una rodaja de salmón en papel aluminio con aguacate, tomate pelado, alguna verdura de temporada y mostaza.

Para terminar un té verde.

Comida 3

Ensalada de endibias, canónigos, betabel y zanahoria, aceitunas, germinados de brócoli con estragón y aceite de oliva.

Papas y huevos al vapor con verduras estofadas o al vapor (brócoli, apio y cebolleta).

Infusión de poleo.

Comida 4

Sopa de verduras.

Legumbres (chícharos, alubias o garbanzos) con verduras.

Té de manzanilla.

LA MERIENDA

Día 1: Jugo de apio y endibias.

Día 2: Yogur de soya o de avena (yo lo endulzo con azúcar de caña integral pero se le puede poner stevia, miel ecológica o melaza).

Día 3: Jugo de manzana y betabel.

Día 4: Nueces o almendras.

LA CENA

Cena 1

Quinoa con champiñones y calabacín.

Una infusión de té verde.

Cena 2

Berenjenas al horno rellenas de pisto.

Tartar* de atún y aguacate.

Té de arenaria y boldo.

* Preparación de carne o pescado crudo cortado en dados.

Cena 3

Papas con coles de Bruselas, cebolla y zanahorias al vapor con semillas de ajonjolí y aceite de oliva extra virgen.

Té de malva y manzanilla.

Cena 4

Puré de calabaza y puerro.

Sardinas a la plancha con escarola.

Infusión de achicoria.

> *Nota:* utilizo poco vinagre, pues anula la enzima que descompone los hidratos en la boca, le suelo echar limón a las ensaladas.

Así es como acostumbro comer yo. No puedo tomar lácteos pero estoy a favor del yogur natural sin azúcar añadido, si no me gusta ácido lo endulzo yo, y de los quesos frescos. Las carnes no las incluyo en mi dieta pero si son magras y de buena calidad no estoy en contra. Los pescados azules se pueden comer del tipo que se quiera. A veces como sepia, calamares, mejillones, berberechos, almejas... Los cereales en la presentación que más se me antoje: macarrones, espaguetis, en grano, cous cous... Los «picos» de pan no son muy recomendables porque suben muy rápido el azúcar en sangre. El pan cuando lo tuesto no lo hago mucho porque cuanto más tostado más rápidamente sube el azúcar en sangre.

No suelo tomar bebidas con gas y menos cuando como porque llevan ácido fosfórico. Un poco, no pasa nada. Yo las bebo de vez en cuando pero para mucha gente es la única bebida que toman, y así sólo consiguen debilitar sus huesos, ya que una gran cantidad de fósforo barre el calcio. Siempre intento cenar pronto, nunca más tarde de las nueve y cuando lo hago porque me voy a cenar con mis amigos acostumbro pedir tartar de atún, ensaladas sin salsas, ni tocino ni cosas por el estilo, también me gustan los pescados al horno, papas asadas, etcétera, pero no pido verduras a la parrilla porque suelen ponerles mucho aceite y sal, además de que las presentan en ocasiones demasiado hechas.

BAÑOS TERMALES EN CASA

Una vez al mes me hago mi baño termal para limpiarme mejor. Lleno la bañera por la mitad y pongo dos kilos de sal (más o menos). El agua tiene que estar calientita para que los poros se dilaten. Como hay tanta sal fuera, la sal de mi cuerpo —que la forman residuos de grasa, hidratos y proteínas— sale a hacer «amigos». Con esto lo que consigo es quitarle trabajo al pulmón, al hígado y al riñón. Luego me tomo una infusión de tres plantas diferentes que ayudan a cada órgano. Las que ayudan al pulmón entre muchas otras son: tomillo, gordolobo, llantén. Las que ayudan al riñón e hígado son: té verde, cola de caballo, arenaria, diente de león, alcachofera, boldo, cardo mariano...

COMER SIN OBSESIONES

«El ser humano pasa la primera mitad de su vida arruinando la salud, la otra mitad en restablecerla», R. P.

En definitiva yo creo que con la comida no hay que obsesionarse. Yo no como pan blanco pero si voy a cenar y se me antoja pues me lo como, porque lo importante es lo que se haga la mayoría de las veces, y siempre es bueno darse una «alegría» al cuerpo. Dice mi profesora Alexa que los cambios radicales acaban rápido y radicalmente, así que lo mejor es enfrentarse a cada comida de forma individual para no obsesionarse con el «estoy a dieta». Es mejor plantearse «qué voy a comer ahora», pues en nuestra mano está decidir qué alimento elijo para alimentarme porque son ellos los que me van a nutrir. Yo he decidido comer alimentos que favorezcan a las prostaglandinas buenas, como verduras y hortalizas, frutas frescas y secas, cereales completos, legumbres, tubérculos, frutos secos, semillas, germinados, buenos aceites, pescados, algas, hongos.

La gente me pregunta qué es bueno comer para esto o esto otro, pero por mucho que se tomen alimentos o suplementos, por muchos alimentos «buenos» que se introduzcan en la dieta, si no se dejan de tomar los no tan «buenos», como las carnes muy hechas, las margarinas, el azúcar blanco o los lácteos grasos, no se conseguirá nada, porque los órganos como el intestino, el hígado y los pulmones se agotan y al agotarse tienen que decidir qué hacer, si mantener las funciones vitales o eliminar los residuos. Y al final se decantan por las funciones vitales, acumulando cada vez más residuos.

Cuanto más limpios estemos por dentro más energía tendremos. No es lo mismo moverse con cuatro pantalones puestos que con uno. Con cuatro el movimiento cada vez es más costoso, más torpe. Con uno vamos cómodos y el movimiento es fácil. Por si fuera poco, los alimentos no tan «buenos» carecen prácticamente de minerales y vitaminas tan importantes para la vida de las enzimas y si no se los damos con los alimentos tendrán que «comerlas» de otro sitio y ese sitio, es el propio organismo.

La salud no es sólo no tener enfermedades, también ser felices a todos los niveles, psíquico, físico y emocional. Demasiadas preocupaciones y tensiones nerviosas originan un consumo brutal de energía vital, frenando el sistema de nutrición. Por eso un disgusto nos puede cortar la digestión, porque la energía se ha ido a otro sitio, de ahí la importancia de intentar comer tranquilos. El cuerpo se hace de lo que comemos y de lo que pensamos cada día. No hay que preocuparse tanto de las calorías, sino de ingerir sustancias vivas, porque es así como los alimentos tienen sustancias terapéuticas y sanadoras y son ellos los que crean las bases de nuestra salud y el funcionamiento de nuestros órganos.

La nutrición en general no es exacta porque cada persona es diferente y porque los estudios se hacen sobre poblaciones o grupos de personas, y estoy segura de que cada uno sabe lo que le sienta bien o no. Lo que está claro es lo que necesita fisiológica o químicamente nuestro organismo y lo que necesita para formar la sangre, los tejidos, las neuronas, las pestañas, las uñas, la piel... Y eso son los alimentos. Pero los alimentos completos, íntegros y lo más naturales posibles porque son los que nuestras células reconocen.

Ahora mismo es un buen momento para empezar a cuidarse porque lo que comas hoy será el cuerpo que tendrás mañana. Disfruta comiendo pero, sobre todo, disfruta de ti.

Agradecimientos

Este libro se lo quiero agradecer a mis profesores Alexa, Eva, Silvia, Elena, Lola y Roberto, pero sobre todo a Daniel Vallejo Fernández porque él cambió mi forma de ver los alimentos. Antes eran calorías y propiedades, pero ahora además son energía. Les doy las gracias a cada uno de ellos, también a Esperanza por la paciencia que tiene conmigo guardándome siempre todos los apuntes. Gracias a todos ellos he conocido a doctores, científicos, biólogos y químicos que me han enseñado mucho a través de sus libros, que también me han ayudado a escribir éste, como *La alimentación y la vida,* del doctor Francisco Grande Covián; *La tercera medicina,* del doctor Jean Seignalet; *Que tus alimentos sean tu medicina,* del profesor Felipe Hernández; *Salud por los alimentos,* del doctor Jorge D. Pamplona, y *Nutrición energética para la salud del sistema digestivo,* del doctor Jorge Pérez Calvo.

Yo sí como
Esta obra se terminó de imprimir en Junio de 2014
en los talleres de Impresora Tauro S.A. de C.V.
Plutarco Elías Calles No. 396 Col. Los Reyes.
Delg. Iztacalco C.P. 08620. Tel: 55 90 02 55